JN095284

OCULISTA 編集企画にあたって…

近年，眼科診療における検査機器の充実は皆様も実感されているところだろうと思います．特に，光干渉断層計(OCT)の登場は最も革新的な出来事の1つで，網膜・脈絡膜の形態学的な解析が容易となり，診断や治療効果の判定等，日常診療に不可欠な機器となりました．同様に，超広角眼底カメラは網膜周辺部までの観察が場合によっては無散瞳で可能であり，診療の幅が大きく拡がったといえるでしょう．

このような最先端の検査機器が全く歯が立たなくなってしまうような病態の1つに，今回ご紹介する硝子体混濁があります．一言で硝子体混濁といっても，眼底の透見が十分可能な混濁から，検眼鏡を駆使しても眼底が透見できない症例まで程度はさまざまです．そのなかで，眼底の透見が困難な硝子体混濁は診断に苦慮しますが，その病態を理解するうえで有用な機器は昔からある超音波検査と網膜電図です．このような症例に出会う度に，これらの検査に精通することの重要性を再認識させられます．詳細は他書に譲りますが，是非ともこれらの検査に関連した成書をいま一度読み返していただきたいです．

検査機器から得られる限られた情報から硝子体混濁の原因にたどり着くためには，硝子体混濁を生じる疾患とその特徴を詳細に理解し，それぞれの疾患を鑑別するという作業が必須となります．本稿でも紹介していますように，手術等の治療が早急に必要となる重篤な疾患も多く含まれるため，初期の判断が患者さんの視力予後に大きく影響します．

そこで，今回のオクリスタでは各分野のエキスパートの先生方に，硝子体混濁を生じる代表的な疾患について，実際の症例を提示しながら，病態の特徴，問診や検査所見等の診断のポイント，さらには治療法について詳細に解説していただきました．皆様の日常診療において硝子体混濁に遭遇した際，本特集に目を通していただき，正確な診断へとたどり着くために役立ててもらえることを心より願っております．

2021年9月

池田康博

KEY WORDS INDEX

和 文

欧 文

WRITERS FILE
（50 音順）

池田　康博
（いけだ やすひろ）

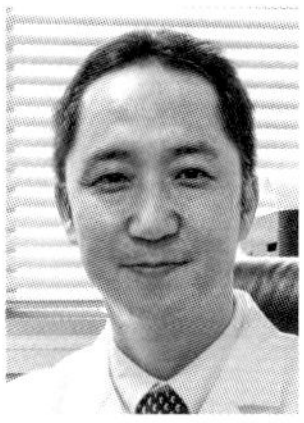

1995年　九州大学卒業
　　　　同大学眼科入局
2003年　同大学大学院医学系研究科博士課程修了
2004年　同大学病院眼科，助手（現，助教）
2015年　同，講師
2016年　同大学大学院医学研究院眼病態イメージング講座，准教授
2018年　同研究院眼科学，准教授
2019年　宮崎大学感覚運動医学講座眼科学，教授

杉田　直大
（すぎた なおひろ）

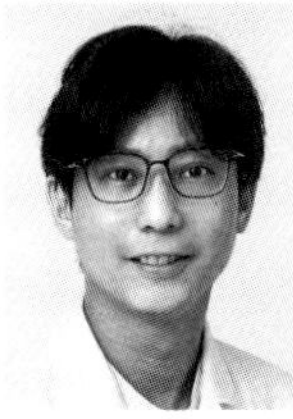

2007年　長崎大学卒業
　　　　長崎原爆病院，初期臨床研修医
2009年　宮崎大学眼科入局
　　　　同大学医学部附属病院眼科，医員
2010年　宮崎県立宮崎病院
2011年　宮崎県立日南病院
2013年　宮崎大学医学部附属病院眼科，助教

平野　隆雄
（ひらの たかお）

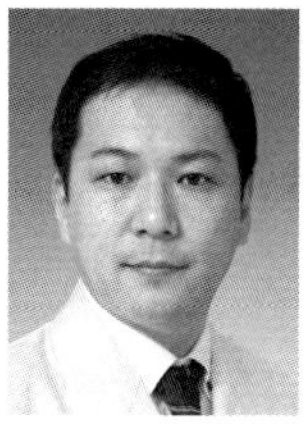

2003年　信州大学卒業
2006年　同大学医学部附属病院眼科入局
2007年　長野赤十字病院眼科
2010年　信州大学大学院眼科学講座
2014年　同，博士課程修了
　　　　同大学医学部附属病院眼科，助教
2017年　Doheny Eye Institute (University of California-Los Angeles), Research fellow
2018年　信州大学医学部附属病院眼科，助教
2020年　同，講師

板倉　宏高
（いたくら ひろたか）

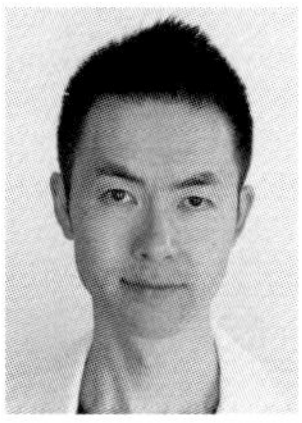

1999年　群馬大学卒業
2000年　同大学眼科入局
2005年　同大学大学院修了
2006年　前橋赤十字病院眼科，副部長
2008年　群馬大学医学部附属病院眼科
2010年　前橋赤十字病院眼科，部長
2018年　前橋ミナミ眼科，院長

中尾久美子
（なかお くみこ）

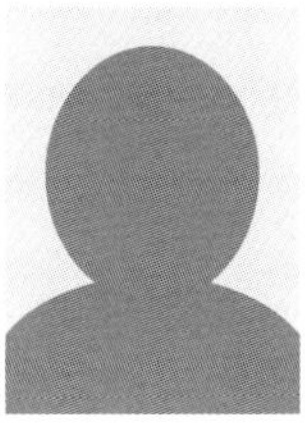

1984年　鹿児島大学卒業
　　　　同大学眼科入局
1991年　同，助手
2000年　同，講師
2004年　同，准教授

松原　　央
（まつばら ひさし）

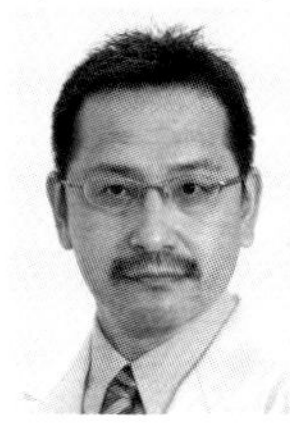

1997年　三重大学卒業
　　　　同大学眼科入局
　　　　同大学医学部附属病院
1999年　鈴鹿中央総合病院眼科
2000年　三重県立志摩病院眼科
2005年　三重大学大学院医学研究科，博士課程修了
2008年　同大学眼科，講師

佐々木慎一
（ささき しんいち）

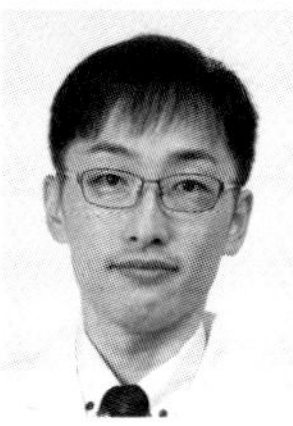

2004年　鳥取大学卒業
　　　　同大学病院，初期臨床研修医
2006年　島根県立中央病院眼科
2008年　鳥取大学眼科，医員
2011年　串本リハビリテーションセンター眼科
2012年　隠岐広域連合立隠岐病院眼科
2013年　鳥取大学大学院修了
2014年　同大学眼科，助教
2019年　同，講師

新田　啓介
（にった けいすけ）

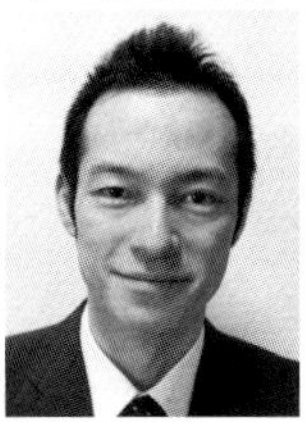

2010年　北海道大学卒業
　　　　前橋赤十字病院，初期研修
2012年　群馬大学眼科入局
2014年　佐久総合病院眼科
2019年　群馬大学大学院博士課程修了
　　　　同大学眼科，医員
2020年　同大学医学部附属病院眼科，助教

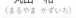

丸山　和一
（まるやま かずいち）

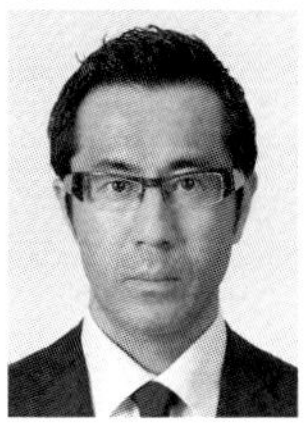

1998年　金沢医科大学卒業
　　　　京都赤十字第二病院，研修医・修練医
2003年　米国 Harvard Medical School Department of Ophthalmology, Schepens Eye Research Institute, Postdoctoral fellow
2006年　京都府立医科大学大学院医学研究科博士課程修了，博士（医学）取得
　　　　米国スケペンス眼科研究所，Adjunct Scientist
2009年　京都府立与謝の海病院（現：京都府立医科大学附属北部医療センター）眼科，医長
2012年　京都府立医科大学，助教
　　　　東北大学病院医科診療部門眼科，講師
　　　　京都府立医科大学，客員講師
2017年　大阪大学大学院医学系研究科視覚先端医学寄附講座，寄附講座准教授
2018年　ドイツ・ケルン大学，客員教授
2020年　大阪大学大学院医学系研究科視覚情報制御学，寄附講座准教授

林田　　陽
（はやしだ あきら）

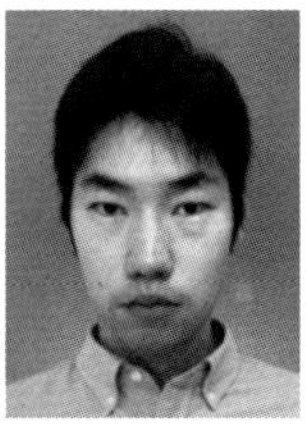

2015年　九州大学卒業
2017年　同大学眼科入局
2018年　麻生飯塚病院眼科
2020年　九州大学大学院博士課程

渡邉　隆弘
（わたなべ たかひろ）

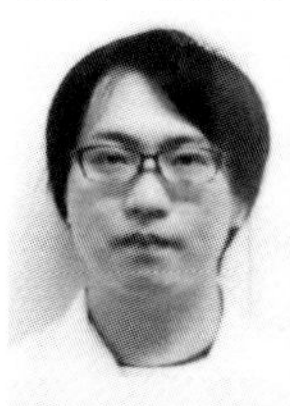

2013年　熊本大学卒業
2015年　同大学医学部付属病院眼科入局
2016年　国立病院機構熊本医療センター眼科
2017年　熊本大学医学部付属病院眼科，医員
2019年　同大学大学院入学

硝子体混濁を見逃さない！

編集企画／宮崎大学教授　池田康博

Monthly Book
OCULISTA
編集主幹／村上　晶　　高橋　浩　　堀　裕一

CONTENTS

No.104 / 2021. 11◆目次

「OCULISTA」とはイタリア語で眼科医を意味します．

Monthly Book

OCULISTA

オクリスタ

2021. 3 月増大号

No. 96

眼科診療ガイドラインの活用法

編集企画 白根雅子 しらね眼科院長

2021年3月発行　B5判　156頁

定価5,500円(本体5,000円+税)

目次

活用法のほかにも，
簡単な概要や制作時の背景，
現状の問題点なども含めて
解説された眼科医必携の
増大号です！

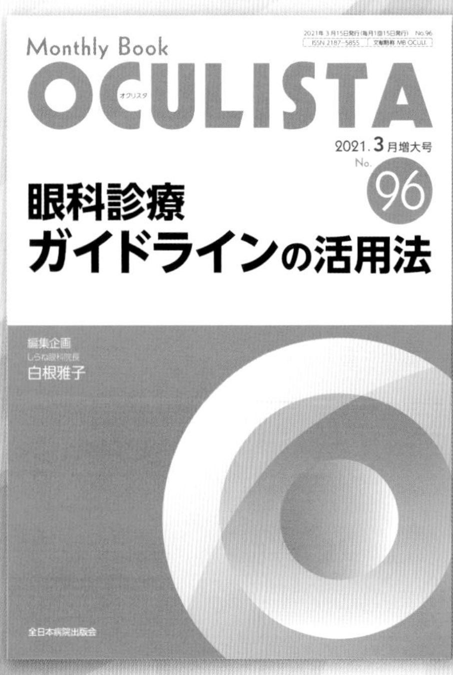

全日本病院出版会　〒113-0033 東京都文京区本郷 3-16-4　Tel:03-5689-5989
www.zenniti.com　Fax:03-5689-8030

MB OCULI. No. 104：1－8, 2021

特集／硝子体混濁を見逃さない！

硝子体出血(増殖糖尿病網膜症：PDR)

OCULISTA

平野隆雄*

Key Words： 硝子体出血(vitreous hemorrhage)，増殖糖尿病網膜症(proliferative diabetic retinopathy：PDR)，超音波Ｂモード(B mode ultrasonography)，光干渉断層計(optical coherence tomography：OCT)，網膜電図(electroretinogram：ERG)，硝子体手術(vitrectomy)

Abstract： 硝子体混濁の鑑別として硝子体出血を起こす疾患が挙げられる．なかでも増殖糖尿病網膜症は硝子体出血の原因の上位に位置する．硝子体出血を伴う増殖糖尿病網膜症に対しては，発症の仕方や既往症の詳細な問診，さらには通常の眼科診察に加え眼底写真・超音波検査・光干渉断層計・網膜電図等の検査を行い，出血の状態や牽引性網膜剝離の有無等を評価する．それらの結果をふまえ硝子体手術の適応を検討し，治療戦略を立てる．

はじめに

硝子体出血は硝子体腔内に出血を生じ，急激な視力低下を引き起こす眼障害の１つである．過去の文献における硝子体出血の原因疾患の割合は対象となった症例の人種，地域，解析方法によって多少異なってくるが，増殖糖尿病網膜症，網膜裂孔，網膜静脈閉塞症，加齢黄斑変性がその上位を占めている[1)〜3)]．542,000人を2.5年間前向きに検討したスウェーデンからの報告では，増殖糖尿病網膜症が原因の硝子体出血は19眼で生じ，網膜裂孔の28眼に次いで２位に位置している[2)]．このことから増殖糖尿病網膜症による硝子体出血は日常診療で遭遇する機会が多いことが予想され，また実臨床の感覚に矛盾しない結果と思われる．増殖糖尿病網膜症による硝子体出血を診療する際には，原因疾患が本当に増殖糖尿病網膜症によるものなのか，硝子体手術の適応があるのか等を判断するために病態の正しい評価が必要となる．本稿では増殖糖尿病網膜症による硝子体出血について問診・検査といった診断のポイントと治療戦略について述べる．

* Takao HIRANO，〒390-8621　松本市旭3-1-1　信州大学医学部眼科学教室，講師

問　診

大量の硝子体出血を認める症例では眼底観察が困難なため，診断を行うためには発症の仕方や既往症の詳細な問診(外傷，眼疾患，全身疾患，内眼手術の既往)が重要となる．この際，硝子体出血を生じる他の疾患(後部硝子体剝離，網膜裂孔，テルソン症候群等，別稿参照)や，時には器質化した硝子体出血と鑑別が困難なことがある硝子体混濁(ぶどう膜炎，眼内炎，星状硝子体混濁，アミロイドーシス等，別稿参照)との鑑別を念頭に問診を行う．糖尿病と診断されている場合は罹病期間などが診断の参考となるが，定期的に健康診断を受けていない患者では硝子体出血による視力低下から糖尿病の診断に至ることもあり，血糖値・HbA1cを含めた血液検査を適宜行う．増殖糖尿病網膜症に対して汎網膜光凝固(panretinal photocoagulation：PRP)が行われておらず硝子体出血を生じた症例では，最終的な視力予後が不良であることが報告されており[4)]，PRPの有無について

も聴取が必要である．また，出血が初発なのか再発なのか，また，出血してからの期間も硝子体手術の適応決定に重要な事項である．これらの問診と以下に挙げる検査を総合的に判断し，診断そして治療方針の決定を行う．

検　査

1．眼底写真検査

眼底写真は客観的に眼底所見を記録するために重要な検査で，眼科日常診療において汎用されている．従来，一般的に用いられてきた眼底撮影装置の撮像画角は50～60°が多く，後極のみならず広く眼底に病変を有する糖尿病網膜症の評価にはやや物足りない点があった．近年，1回の撮影で最大200°の画角を撮像可能なOptos®(Optos社)やtrue colorで最大133°の画角を撮像可能なClarus®(Zeiss社)といった超広角眼底撮影装置の登場によりこの問題は解決されつつある[5]．硝子体出血の程度を評価する際は検眼鏡的所見により重症度が分類されることがある(grade 0：硝子体出血なし，grade 1：わずかな硝子体出血，視神経乳頭や網膜血管が明瞭に確認できる，grade 2：軽度の硝子体出血，視神経乳頭や網膜血管の大部分を確認できる，grade 3：中等度の硝子体出血，視神経乳頭や網膜血管をかろうじて確認できる，grade 4：重度の硝子体出血，出血のため視神経乳頭は全くみえない)[6]．この方法である程度の情報を共有できるが，あくまでも定性的な評価にとどまる．硝子体出血が存在すると，眼底を描出できないため眼底写真の取得をためらうことがあるが，客観的さらには経時的に病態を評価するためにも眼底写真を取得しておくことが望ましい．医療従事者同士の正確な情報共有のみならず，患者へ病状を説明する際にも有効である．図1に増殖糖尿病網膜症による硝子体出血を認めるも，経過観察にて徐々に硝子体出血の消退を認めた症例の眼底写真を示す．本症例ではすでにPRPも施行されており超音波検査で網膜剝離を認めなかった．患者に2週間後の眼底写真を提示し硝子体出血が消退傾向であるため経過観察を選択することを伝えると治療方針にスムーズに了解を得られた．臨床の場では糖尿病患者において硝子体出血を認めると，増殖糖尿病網膜症によるものかそれ以外が原因か判断に迷うことがある．その際は僚眼の糖尿病網膜症の重症度が参考となる．図2に糖尿病歴が長いため前医より増殖糖尿病網膜症による左眼の硝子体出血として当院紹介受診した症例を示す．右眼は点状出血を認めるのみで軽症非増殖糖尿病網膜症(国際重症度分類)のため，左眼の出血原因は増殖糖尿病網膜症よりも他の疾患の可能性が高いと説明したうえで，遷延する硝子体出血に対して硝子体手術施行．術中所見より網膜裂孔の架橋血管からの出血と診断した．

2．超音波Bモード

硝子体出血が生じて眼底の観察ができない場合には超音波Bモードを適宜行い，出血の状態，牽引性網膜剝離，後部硝子体剝離(posterior vitreous detachment：PVD)の有無，増殖膜の範囲等を評価する．硝子体出血は早期には輝度が低く，時間が経ち凝血が形成されると輝度が徐々に高くなってくる．完全PVDが起こっている眼では肥厚した後部硝子体膜が視神経乳頭と連続していない高輝度膜エコー像として描出される．不完全PVDの状態で視神経乳頭と連続している後部硝子体膜は，網膜剝離との鑑別が重要となる．被検者に眼球運動を行わせると後部硝子体膜は網膜剝離よりも可動性が高く，眼球運動後に揺らめく状態が長い．また，輝度が網膜剝離よりも低く，増幅感度を下げていくと網膜よりも早く低輝度になることからも鑑別が可能である．後述するように，牽引性網膜剝離の存在は硝子体手術の適応決定の判断基準の1つとなる．また，PVDが未完成で増殖膜が広く存在している症例では手術の難易度が高いことが予想される．図3に硝子体出血のために眼底が観察できなかったが，術前の超音波Bモード検査で牽引性の網膜剝離が確認できた症例を示す．硝子体出血により眼底が観察できない症例では術者自身が被検者に眼球運動を行わせて

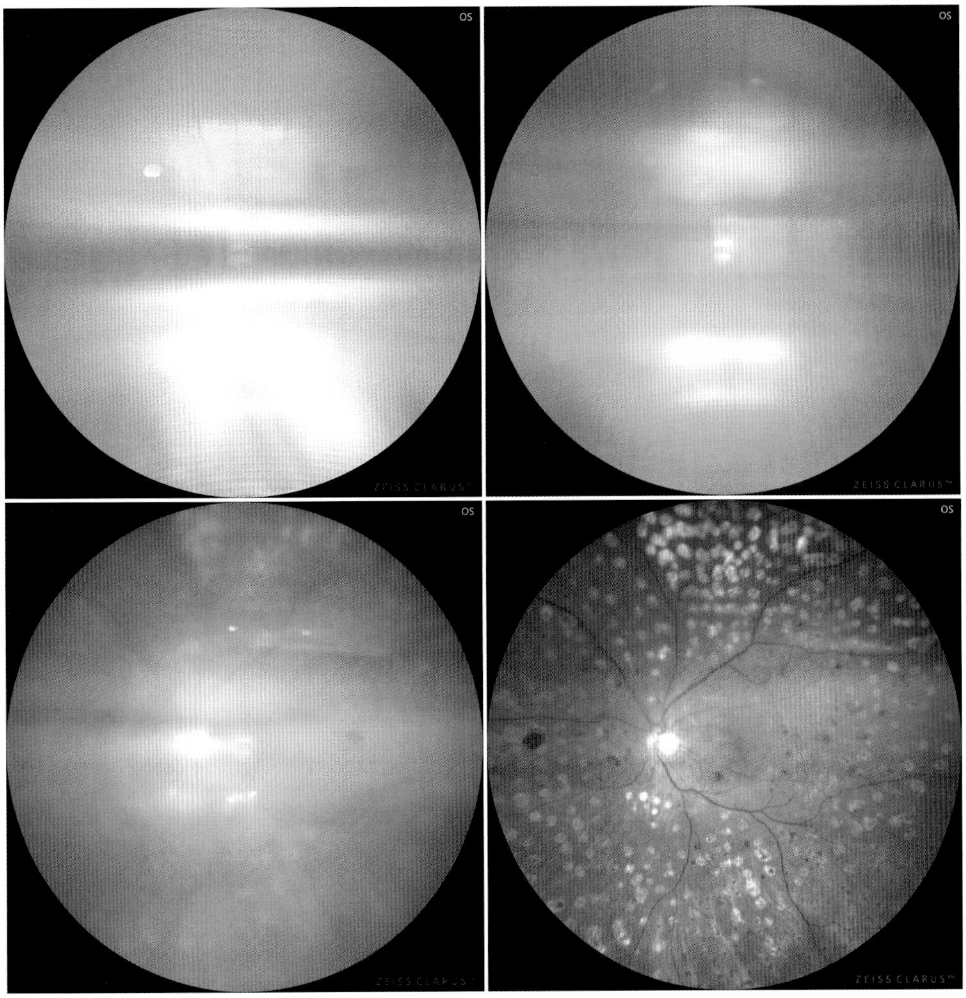

a | b
c | d

図 1. 増殖糖尿病網膜症による硝子体出血の経時的な吸収(広角眼底写真)

a：初診時．右視力＝50 cm 手動弁．視神経乳頭の透見も不能の重度の硝子体出血(grade 4)．前医にて PRP が施行されており超音波検査にて網膜剝離所見を認めないため経過観察

b：2 週間後．右視力＝矯正 0.02．硝子体出血がやや消退し視神経乳頭と網膜血管がかろうじて確認できる中等度の硝子体出血(grade 3)

c：1 か月後．右視力＝矯正 0.1．硝子体出血はかなり消退し視神経乳頭や網膜血管の大部分を確認できる軽度の硝子体出血(grade 2)

d：3 か月後．右視力＝矯正 0.7．硝子体出血は完全に消退(grade 0)．PRP を追加し症状は安定している．

の動的な，また一方向だけではなくさまざまな断面での超音波 B モード検査を行うことが病態の正確な把握には不可欠である．

3．光干渉断層計(optical coherence tomography：OCT)

光干渉断層計(optical coherence tomography：OCT)は光の干渉現象を利用することにより眼底の断層画像を非侵襲的に描出する機器である．初期のタイムドメイン OCT の深さ分解能は 20 μm と粗いものであったが，近年，スペクトラムドメイン(spectral domain：SD)-OCT の登場により深さ分解能が向上したこともあり，現在，OCT は日常診療で欠かせない検査となった．糖尿病網膜症診療においては黄斑浮腫の病態評価や治療効果判定に汎用される OCT であるが[7)～9)]，硝子体出血を伴う増殖糖尿病網膜症では，出血のため評価が困難なことが多かった．スエプトソース(swept source：SS)-OCT は SD-OCT よりも長波長の光

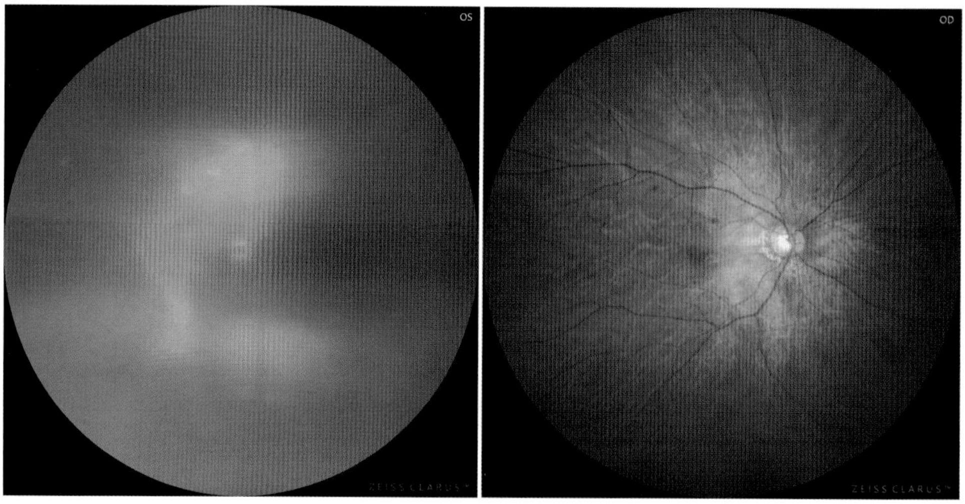

図 2. 硝子体出血(網膜裂孔)　a|b

a：左視力＝矯正 0.02．視神経乳頭と網膜血管がかろうじて確認できる中等度の硝子体出血(grade 3)．15 年の糖尿病歴から増殖糖尿病網膜症として紹介受診

b：右眼は点状出血を認めるのみで軽症非増殖糖尿病網膜症(国際重症度分類)

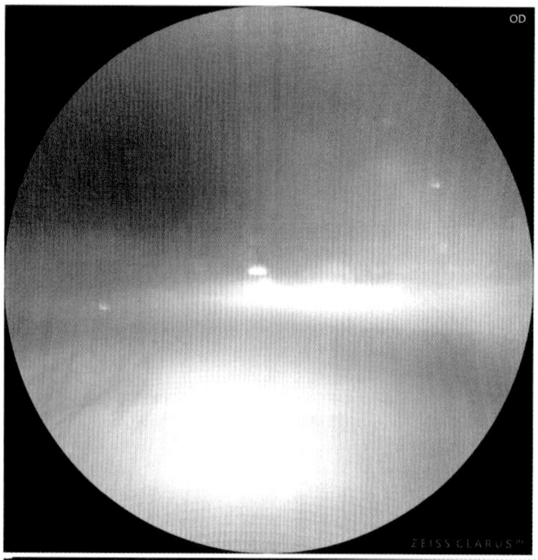

a | b c

図 3.

硝子体出血と牽引性網膜剝離を伴う増殖糖尿病網膜症

a：右視力＝50 cm 手動弁．視神経乳頭の透見も不能の重度の硝子体出血(grade 4)．出血は黄白色調で器質化しており発症から長時間経過していると考えられた．

b：超音波 B モード検査にて後部硝子体膜と連続する増殖組織(白矢頭)による鼻側の牽引性網膜剝離(黄矢頭)を認めた．

c：術中所見でも増殖組織による鼻側の広い範囲の牽引性網膜剝離を認めた．

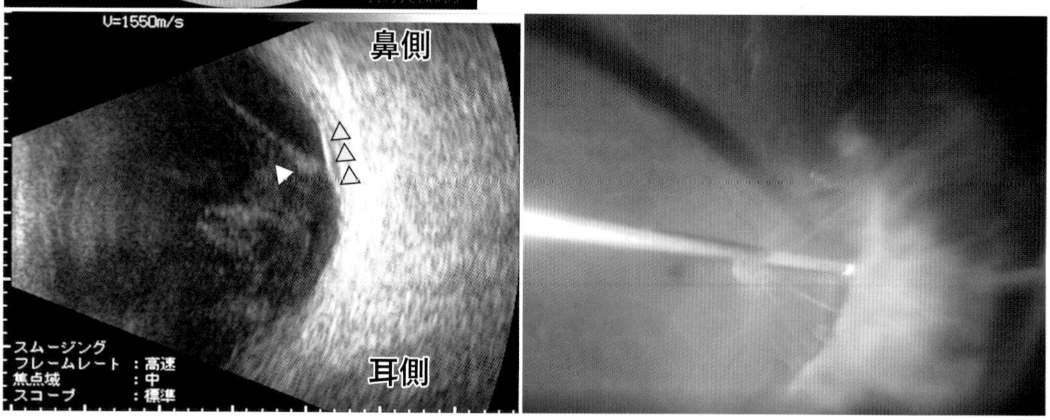

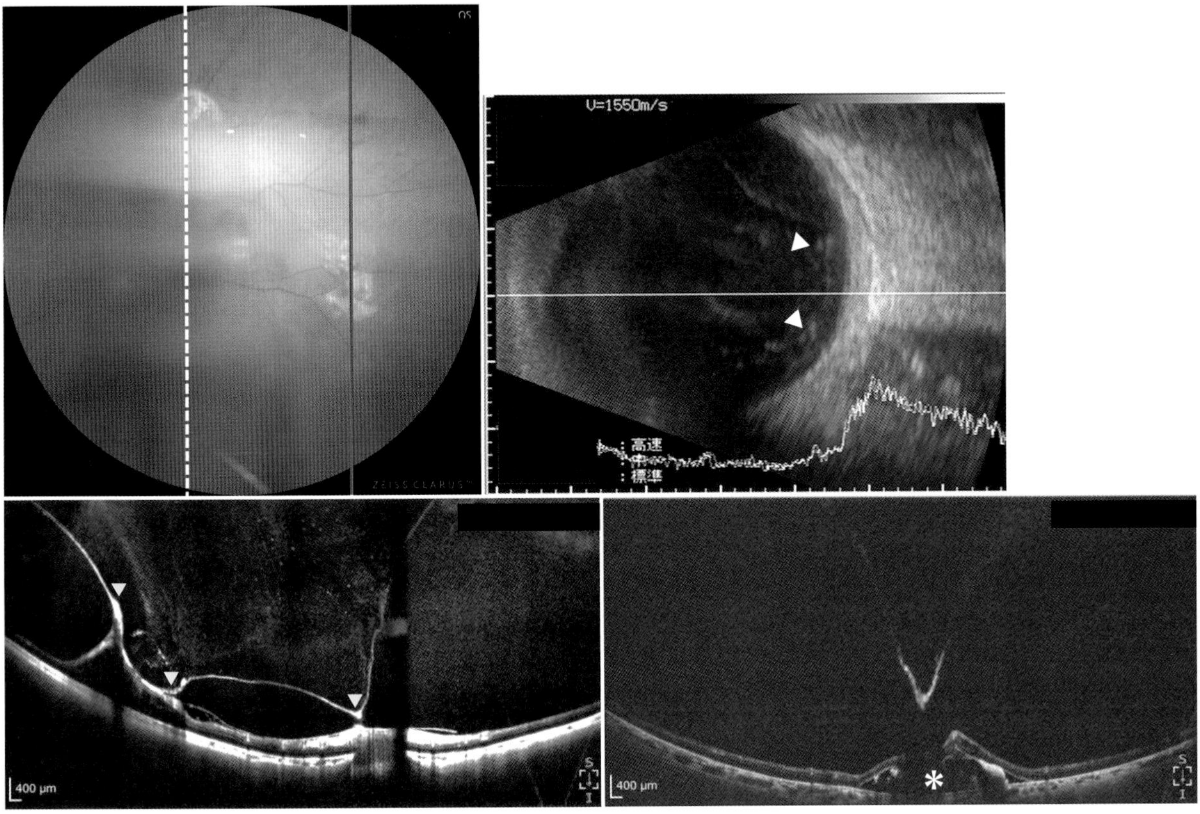

a	b
c	d

図 4. SS-OCT による牽引性網膜剝離が確認された硝子体出血を伴う増殖糖尿病網膜症
a：眼底写真では硝子体出血のためアーケード血管周辺の詳細は不明
b：超音波 B モード検査では増殖性変化とおぼしき所見(白矢頭)を認めるが，牽引性網膜剝離の有無ははっきりしない.
c：a の白破線部の SS-OCT では硝子体出血と増殖性変化による網膜の強い牽引(黄矢頭)が確認できる.
d：a の赤線部の SS-OCT では牽引性網膜剝離(＊)が確認できる.

源を用いているため，中間透光体の影響を受けにくいことを特徴とする．図 4 に検眼鏡的・超音波 B モード検査でははっきりとしなかった牽引性網膜剝離を SS-OCT で同定できた症例を提示する．

前述したように，硝子体出血により眼底の評価が困難な際は僚眼の所見が参考となる．糖尿病網膜症を評価する際に蛍光眼底造影検査(fluorescein-angiography：FA)は毛細血管瘤からの漏出，無灌流領域，新生血管といった病変の同定のため非常に重要な検査である．しかしながら，硝子体出血がある症例では出血により情報が得にくいため，FA の施行を躊躇し僚眼の網膜循環動態の評価も困難なことがある．このような症例では OCT 信号の時間による位相変化や強度変化をもとに網脈絡膜構造を描出可能な OCT angiography(OCTA)が有効である．図 5 に出血はそれほど多量ではなかったが，僚眼の OCTA で多数の新生血管と広範囲の無灌流領域を認めたため，早期に硝子体手術を行い術中に PRP を完成させた症例を提示する．

4．網膜電図(electroretinogram：ERG)

網膜電図(electroretinogram：ERG)は光刺激によって網膜から発生する電位を記録して網膜機能を評価する検査である．糖尿病網膜症における一般的な ERG 変化として双極細胞とミュラー細胞に由来する b 波の減弱化とアマクリン細胞に由来する律動小波(OP 波)の消失が知られている．b 波は増殖性変化の進行に伴い減弱していくが，OP 波の異常は糖尿病網膜症が検眼鏡的に明らかになる前から検出されるという違いがある[10]．硝子体出血のみで ERG は non-recordable とはならないが，広範囲の網膜剝離が存在した際は non-

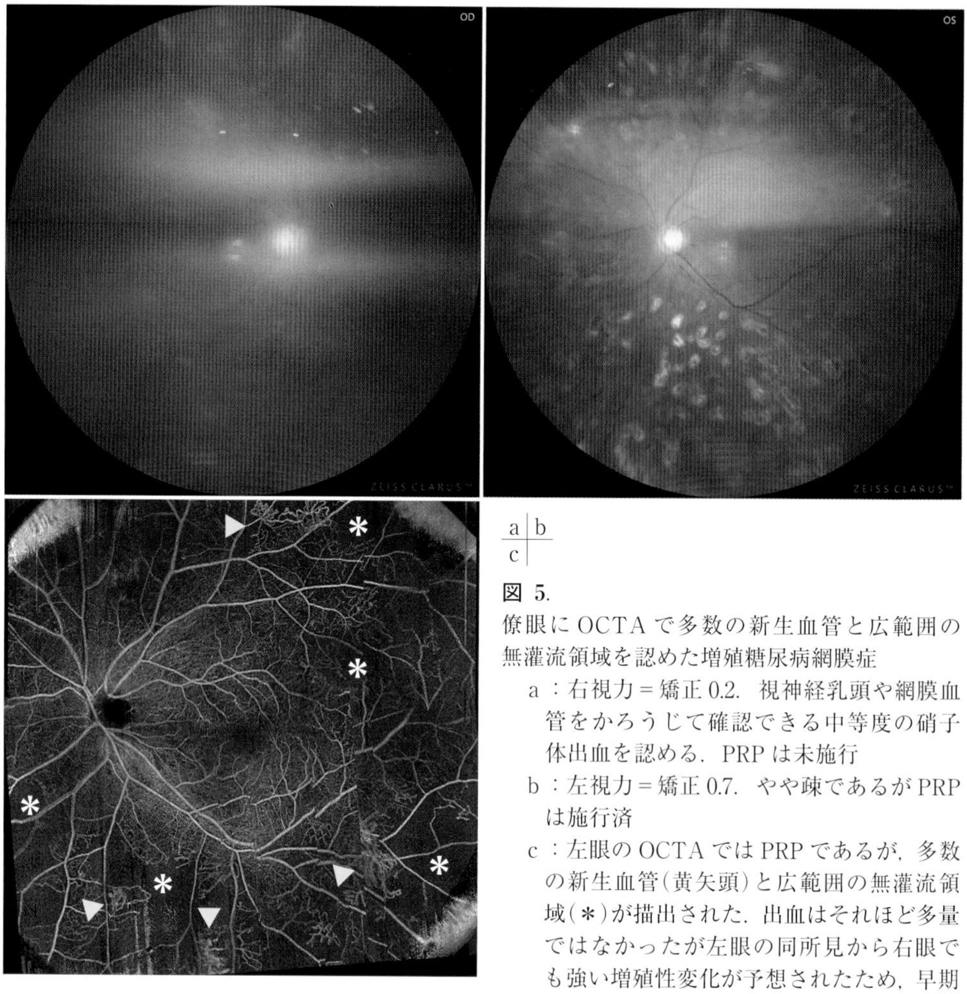

a | b
c

図 5.
僚眼にOCTAで多数の新生血管と広範囲の無灌流領域を認めた増殖糖尿病網膜症
a：右視力＝矯正0.2．視神経乳頭や網膜血管をかろうじて確認できる中等度の硝子体出血を認める．PRPは未施行
b：左視力＝矯正0.7．やや疎であるがPRPは施行済
c：左眼のOCTAではPRPであるが，多数の新生血管（黄矢頭）と広範囲の無灌流領域（＊）が描出された．出血はそれほど多量ではなかったが左眼の同所見から右眼でも強い増殖性変化が予想されたため，早期に硝子体手術を行い，術中にPRPを完成させた．

recordableとなるため，超音波検査の結果とあわせて早急な硝子体手術の必要性の判断を行う．さらに，ERGは硝子体出血等により眼底透見が困難な症例の機能評価や硝子体手術後の機能改善予測を行うことも可能である[11]．

治　療

増殖糖尿病網膜症において，新生血管の破綻による出血，線維血管増殖膜の拡大と後部硝子体剝離の進行による牽引性網膜剝離が広範囲に生じると，硝子体手術が唯一の治療手段となる[12)13]．その他にもPRPを含めたこれまでの眼科治療歴，患者の全身状態，僚眼の状態，術者の技量等を総合的に考慮して硝子体手術の適応を検討する．近年，小切開硝子体手術や広角眼底観察システムの発展により硝子体手術は低侵襲かつ安全に行われるようになり，手術成績も向上している．しかし，手術適応となる症例のなかには難治症例も数多く存在する．上述してきたような問診・検査を行い，病態を正しく評価することが重要である．同じ硝子体出血を伴う増殖糖尿病網膜症といっても病態によって予後は全く異なってくる．牽引性網膜剝離が黄斑部に及んでいる症例では，術後，網膜が復位したとしても視力改善は乏しいことが多い．図6に黄斑部に牽引性網膜剝離を伴う未治療の増殖糖尿病網膜症で，術後，網膜の復位を認めるも視力改善が乏しかった症例を示す．このような症例では術前に超音波Bモード検査やOCT，ERG等を行い術後視力改善が乏しい可能性が高いことを患者に伝えておくことが，患者医師間の信頼関

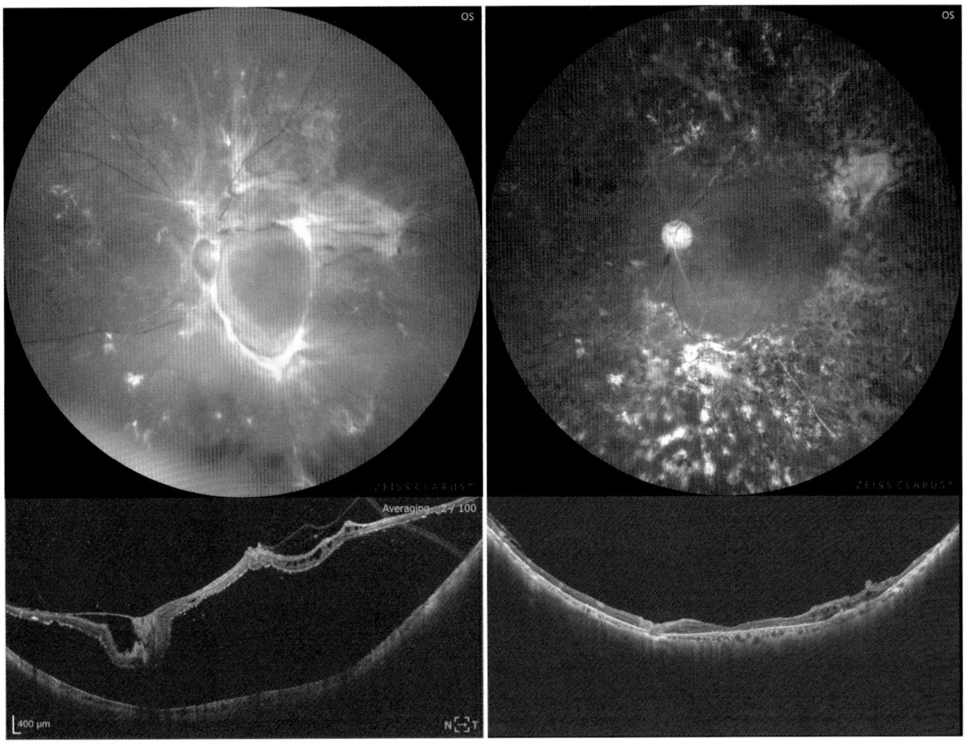

a|b　**図 6.** 黄斑部に牽引性網膜剝離を伴う未治療の増殖糖尿病網膜症
a：左視力＝矯正 0.05．アーケード血管全周にわたる線維血管膜増殖を認める．OCT では黄斑部を含め広範囲に牽引性網膜剝離を認める．
b：左視力＝矯正 0.1．初回手術より 6 か月後．初回，硝子体手術時，シリコーンオイルタンポナーデ注入し手術終了．2 か月後に抜去．OCT で網膜は復位しているが菲薄化を認める．

係を築くうえで重要と考える．また，PVD 未完成，強固な網膜硝子体癒着，広範囲の牽引性網膜剝離等を伴う症例では手術の難易度が高くなる．病態をしっかりと把握したうえで手術計画を立て，経験の少ない術者は経験豊富な医師のバックアップを依頼しておく必要がある．最近の話題として，DRCR Retina Network から増殖糖尿病網膜症による硝子体出血に対する抗 VEGF 療法と PRP を併用した硝子体手術の治療成績の比較が報告された[14]．205 眼を対象としたこの試験では治療開始 6 か月時点に両群の視力に有意差は認められなかった．現時点で本邦では硝子体出血に対して抗 VEGF 療法の保険適用はないが，今後，治療の選択肢として加わることも考えられる．

おわりに

近年，手術機器の進歩等により硝子体出血を伴う増殖糖尿病網膜症に対する硝子体手術適応のハードルが下がりつつある．個人的にも硝子体出血がある未治療の糖尿病網膜症に対して，特に白内障を伴ったり，PRP 未施行であれば以前よりも早い段階で硝子体手術を勧めることが増えてきたと感じる．ただ，軽い気持ちで硝子体手術を行い硝子体出血を除去すると思ったより増殖性変化が進行していて，難渋する症例に出くわすことも少なくない．出血のため術前の評価が困難であるが，問診や僚眼の状態，本稿で述べたような検査で病態をしっかりと評価したうえで治療戦略を立てることが重要である．

文　献

1) Kim DY, Joe SG, Baek S, et al：Acute-Onset Vitreous Hemorrhage of Unknown Origin before Vitrectomy：Causes and Prognosis. J Ophthalmol, **2015**：429251, 2015.
2) Lindgren G, Sjodell L, Lindblom B：A prospec-

tive study of dense spontaneous vitreous hemorrhage. Am J Ophthalmol, **119**(4)：458-465, 1995.
Summary　硝子体出血の原因を542,000人という大規模で前向きに検討し，硝子体剝離と網膜血管の牽引，増殖糖尿病網膜症が上位を占めることを明らかにした文献．
3) Spraul CW, Grossniklaus HE：Vitreous Hemorrhage. Surv Ophthalmol, **42**(1)：3-39, 1997.
4) Ziemianski MC, McMeel JW, Franks EP：Natural history of vitreous hemorrhage in diabetic retinopathy. Ophthalmology, **87**(4)：306-312, 1980.
5) Hirano T, Imai A, Kasamatsu H, et al：Assessment of diabetic retinopathy using two ultra-wide-field fundus imaging systems, the Clarus (R) and Optos systems. BMC Ophthalmol, **18**(1)：332, 2018.
6) Zhang T, Zhang J, Sun X, et al：Early vitrectomy for dense vitreous hemorrhage in adults with non-traumatic and non-diabetic retinopathy. J Int Med Res, **45**(6)：2065-2071, 2017.
7) Hirano T, Iesato Y, Toriyama Y, et al：Detection of fovea-threatening diabetic macular edema by optical coherence tomography to maintain good vision by prophylactic treatment. Ophthalmic Res, **52**(2)：65-73, 2014.
8) Brown DM, Schmidt-Erfurth U, Do DV, et al：Intravitreal Aflibercept for Diabetic Macular Edema：100-Week Results From the VISTA and VIVID Studies. Ophthalmology, **122**(10)：2044-2052, 2015.
9) Brown DM, Nguyen QD, Marcus DM, et al：Long-term outcomes of ranibizumab therapy for diabetic macular edema：the 36-month results from two phase Ⅲ trials：RISE and RIDE. Ophthalmology, **120**(10)：2013-2022, 2013.
10) Yonemura D, Aoki T, Tsuzuki K：Electroretinogram in diabetic retinopathy. Arch Ophthalmol, **68**：19-24, 1962.
11) Hiraiwa T, Horio N, Terasaki H, et al：Preoperative electroretinogram and postoperative visual outcome in patients with diabetic vitreous hemorrhage. Jpn J Ophthalmol, **47**(3)：307-311, 2003.
12) Rice TA, Michels RG, Rice EF：Vitrectomy for diabetic traction retinal detachment involving the macula. Am J Ophthalmol, **95**(1)：22-33, 1983.
13) Early vitrectomy for severe vitreous hemorrhage in diabetic retinopathy. Four-year results of a randomized trial：Diabetic Retinopathy Vitrectomy Study Report 5. Arch Ophthalmol, **108**(7)：958-964, 1990.
14) Antoszyk AN, Glassman AR, Beaulieu WT, et al：Effect of Intravitreous Aflibercept vs Vitrectomy With Panretinal Photocoagulation on Visual Acuity in Patients With Vitreous Hemorrhage From Proliferative Diabetic Retinopathy：A Randomized Clinical Trial. JAMA, **324**(23)：2383-2395, 2020.
Summary　増殖糖尿病網膜症による硝子体出血に対するアフリベルセプト硝子体内投与と汎網膜光凝固を併施した硝子体手術との間に，治療開始24週後で視力に統計的に有意な差は認められないことを示した文献．

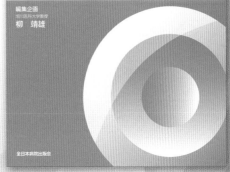

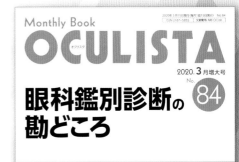

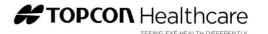

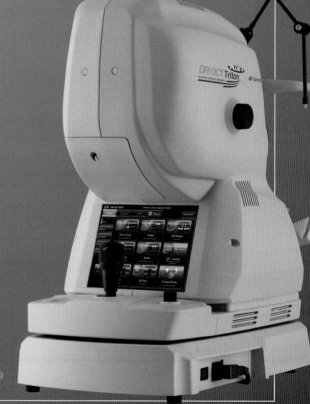

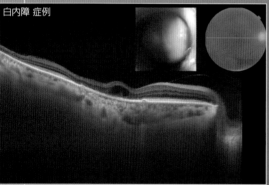

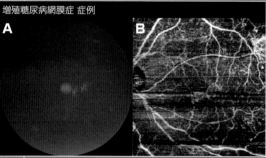

MB OCULI. No. 104：11－18, 2021

特集／硝子体混濁を見逃さない！

硝子体出血
（後部硝子体剝離，網膜裂孔）

板倉宏高*

Key Words： 光干渉断層計(optical coherence tomography：OCT)，後部硝子体皮質前ポケット(posterior precortical vitreous pocket：PPVP)，後部硝子体剝離(posterior vitreous detachment：PVD)，網膜裂孔(retinal tear)，硝子体出血(vitreous hemorrhage)

Abstract： 硝子体は加齢とともに液化して後部硝子体剝離(PVD)を生じる．PVDは中高年における飛蚊症や光視症等の自覚症状に関与し，硝子体出血や網膜裂孔の原因となる．硝子体出血を伴うPVDは網膜裂孔のリスクが高い．また，近視眼では若年から硝子体が液化してPVDを生じやすく，PVDに伴う網膜裂孔発症のリスクが高い．PVDの進展はoptical coherence tomography(OCT)の進歩で詳細に観察可能となった．細隙灯顕微鏡検査でPVDの有無が判定しにくい場合もOCTでは正確に診断できる．OCTはまた，顆粒状反射を観察することで，硝子体出血や網膜裂孔の診断にも役立つ．50〜60歳代では，部分PVDから完全PVDへと進展しやすく，裂孔原性網膜剝離の好発年齢と一致している．高度な硝子体出血で眼底を透見できない症例では網膜裂孔や網膜剝離の可能性もあり，注意を要する．

はじめに

硝子体はコラーゲン線維の骨格にヒアルロン酸が絡みついたゲル構造をしているが，加齢とともに液化して後部硝子体剝離(posterior vitreous detachment：PVD)を生じる[1]．PVDは中高年における飛蚊症や光視症等の自覚症状に関与し，硝子体出血や網膜裂孔，網膜剝離の原因となる[2]．硝子体出血を伴うPVDは網膜裂孔を生じるリスクが高い[3]．近視眼では，若年から硝子体が液化してPVDを生じやすく，PVDに伴う網膜裂孔発症のリスクも高い[4,5]．最近では，optical coherence tomography(OCT)の進歩によりPVDの進展をより詳細に観察できるようになった[6〜8]．OCTによるPVD診断のポイントと硝子体出血や網膜裂孔を疑う所見を解説する．

* Hirotaka ITAKURA，〒371-0814 前橋市宮地町146-1 前橋ミナミ眼科，院長

後部硝子体前皮質ポケットと後部硝子体剝離

黄斑前の硝子体には生理的な液化腔があり，後部硝子体皮質前ポケット(posterior precortical vitreous pocket：PPVP)という[9]．後部硝子体が未剝離の正常眼であれば，spectral-domain OCT(SD-OCT)により成人眼の約8割で，swept-source OCT(SS-OCT)ならほぼ全例でPPVPを検出できる[10,11]．PPVPをSS-OCTでスキャンすると，水平断では扁平な舟状で，クローケ管との間に隔壁があり，また両者を連絡する通路がある(図1)[11]．ポケットの前壁は硝子体ゲルで，後壁は薄い後部硝子体皮質からなる．垂直方向でスキャンするとPPVPの上方部分は前方に膨らんだ形状をしており，ここでもクローケ管と合流していると考えられ，前房から後極への房水経路が示唆されている(図2)[12]．

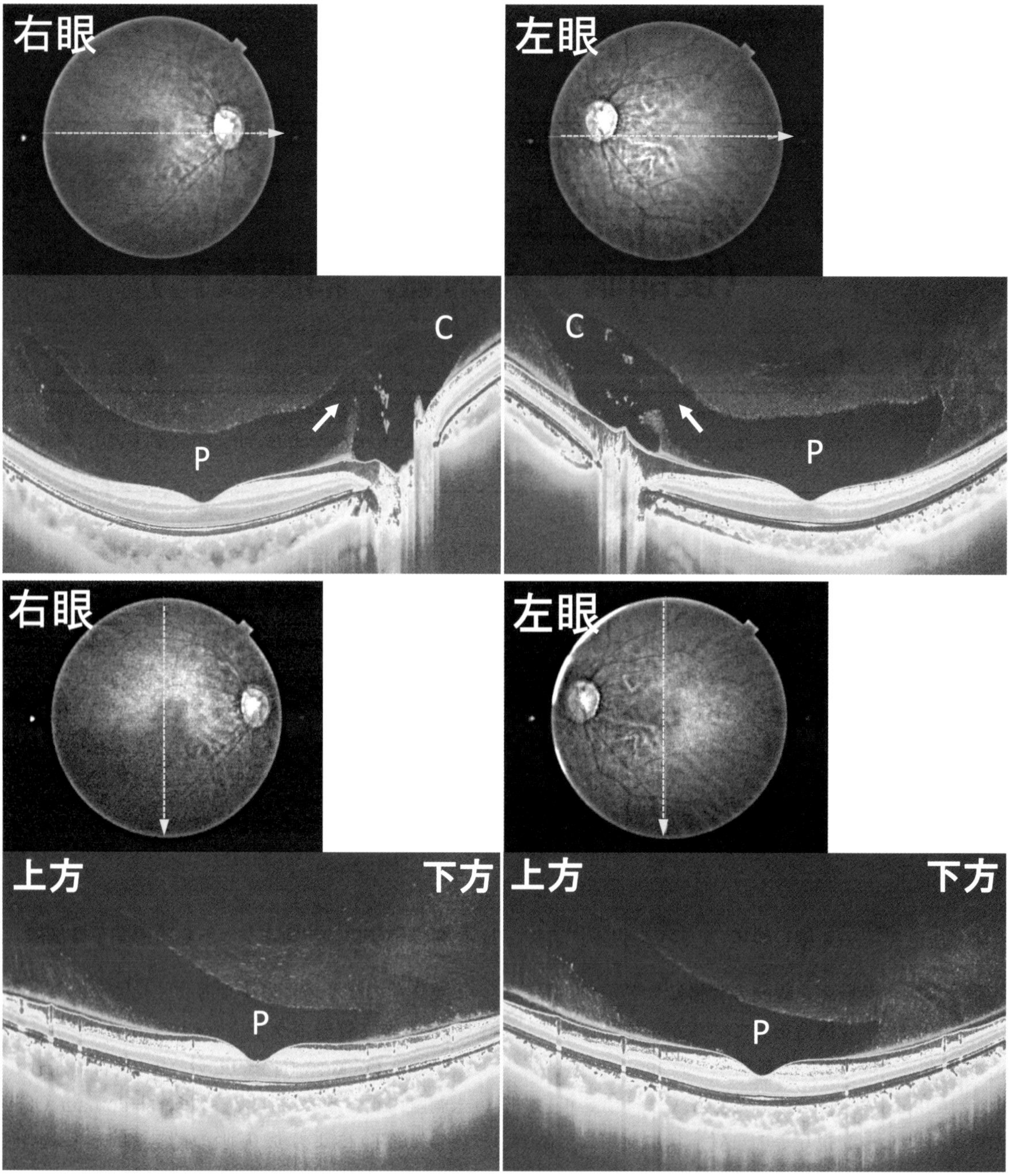

図 1. SS-OCT による PPVP の観察(a：水平断，b：垂直断)

a
b

39 歳，男性．SS-OCT(DRI OCT-1 Atlantis：Topcon)で観察すると後部硝子体皮質前ポケット(PPVP：P)は，左右の眼で対照的な形状をしている．水平断では扁平な舟状をしており，PPVP とクローケ管(Cloquet's canal：C)との間には隔壁があるが，隔壁の前方には両者を連絡する通路(矢印)が存在する．PPVP の前壁は硝子体ゲルで，後壁は薄い後部硝子体皮質からなる．垂直方向でスキャンすると PPVP の前壁は上方のほうが下方よりも前方に突出しており，クローケ管に合流する．

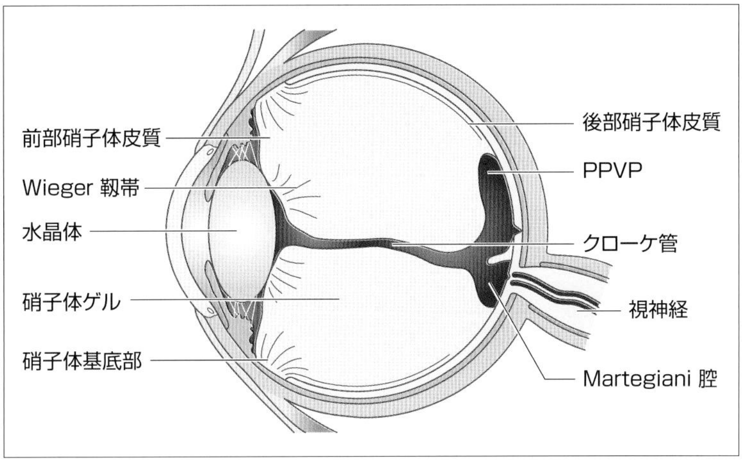

図 2. クローケ管と後部硝子体皮質前ポケットの連絡通路
後部硝子体皮質前ポケット(PPVP)はクローケ管と合流し前房と連絡している．前房水がクローケ管とPPVPを介して後極と交通している可能性がある．

一般に「PVDがある」とは，後部硝子体皮質が視神経乳頭から剝離し，細隙灯顕微鏡検査でWeiss ringが観察される完全PVDの状態を意味する．細隙灯顕微鏡検査でPVDの有無が判定しにくい場合も，OCTでPPVPが描出されれば，後部硝子体は未剝離または部分PVD，PPVPやその後壁がなければ完全PVDと判定できる[8]．

OCTでPVDのステージを正確に診断できる(図3)[6)~8)]．後部硝子体皮質は中心窩では薄く，周辺にいくにつれて厚みを増すが，層状構造であるため硝子体分離(vitreoschisis)を生じやすい[13)14)]．後部硝子体皮質は年齢とともに厚くなり，中高年になると黄斑の周囲から剝離する(stage 1：perimacular PVD)[10]．広角のOCTモンタージュ画像で観察すると，正常眼でも30代からすでに黄斑外の中間周辺部で硝子体分離からPVDへの移行が始まっている[13]．後部硝子体皮質は次第に中心窩で接着したまま剝離し不完全なPVDの状態となる(stage 2：perifoveal PVD)．さらに次の段階として，中心窩から硝子体皮質が分離する(stage 3：macular PVD)．この段階ではまだ後部硝子体皮質は視神経乳頭部と接着している．中間周辺部の接着部は徐々に前方に移動し，硝子体が網膜を牽引するため，網膜変性等，硝子体癒着が強い部位で裂孔を生じやすい(図4)．最後に後部硝子体皮質が視神経乳頭部から剝離すると完全PVD(stage 4：complete PVD)の状態となる．完全PVDとなると，細隙灯顕微鏡検査ではWeiss ringが観察され，OCTでは網膜の前方から硝子体ゲルの反射がなくなる(図5)．

部分PVDから完全PVDへの進展は，正常眼で50～60歳代にピークを迎える(図6)．これは裂孔原性網膜剝離の好発年齢と一致している．

飛蚊症と網膜裂孔

硝子体の液化やPVDはしばしば硝子体混濁や硝子体牽引を生じ，飛蚊症や光視症の原因となる[2)3)]．飛蚊症は収縮，凝集した硝子体のコラーゲン線維や硝子体中に浮遊する細胞によって生じる[15]．網膜裂孔の発症はPVDと同時あるいは直後が多く，遅延性網膜裂孔も2/3は60日以内に生じるが，その後も裂孔のリスクはあるため，少なくとも4か月は慎重に眼底検査を続ける[5]．また，PVDを生じた眼の他眼も6か月～2年以内にPVDを生じることが多いため，他眼の眼底精査も必須である[16]．

網膜裂孔や裂孔原性網膜剝離を生じた際にSS-OCTで観察すると，硝子体中の赤血球や色素が

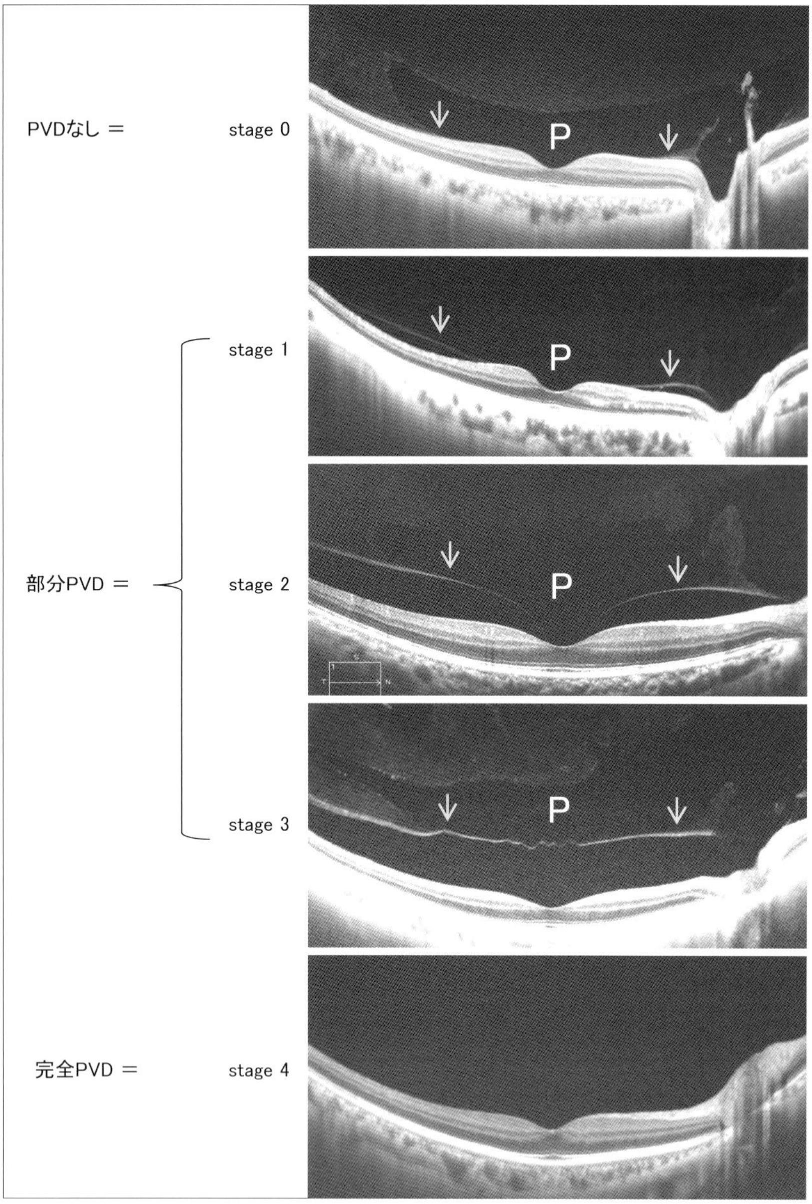

図 3.
後部硝子体剝離（PVD）の進展
中高年になるとPPVP（P）の後壁（矢印）が黄斑の周囲から剝離してくる（stage 1：perimacular PVD）.
次いで，中心窩で接着したまま硝子体皮質が網膜から剝離する（stage 2：perifoveal PVD）.
さらに，中心窩から硝子体皮質が分離し（stage 3：macular PVD），最後に乳頭部の接着も外れると後部硝子体剝離が完成する（stage 4：complete PVD）.
stage 1～3の状態が部分PVDである.

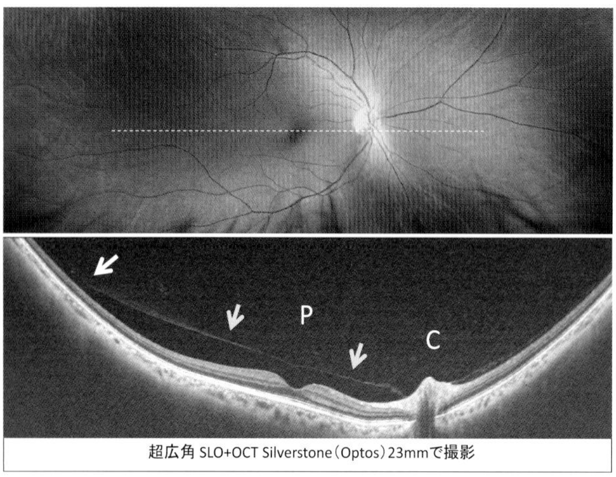

図 4.
部分後部硝子体剝離（PVD）と中間周辺部
超広角OCT（Silverstone：Optos）による水平断23 mmのSS-OCT画像．後部硝子体皮質（黄矢印）は中心窩から分離した後もしばらくは視神経乳頭部と接着している．中間周辺部の接着部は徐々に前方に移動し，硝子体が網膜を牽引するため，網膜変性等で硝子体癒着が強いと裂孔を生じやすい（白矢印）.
後部硝子体皮質前ポケット（PPVP：P），クローケ管（Cloquet's canal：C）.

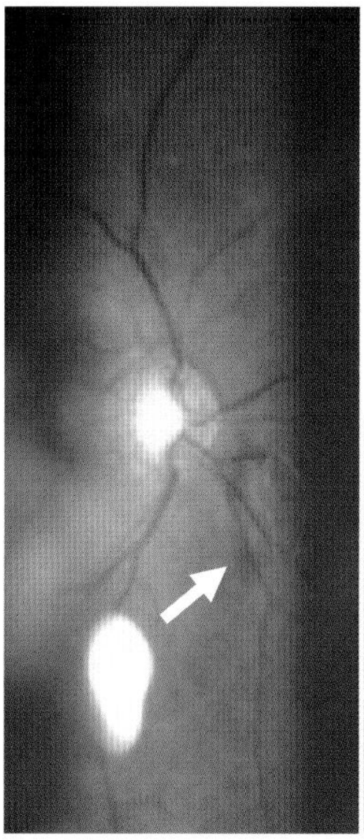

a | b

図 5. 完全後部硝子体剝離(PVD)
53 歳，女性．右眼．完全 PVD を生じると乳頭前で Weiss ring(矢印)が浮遊し，飛蚊症の原因となっている(a)．SS-OCT で PPVP は描出されず完全 PVD の所見(b)．

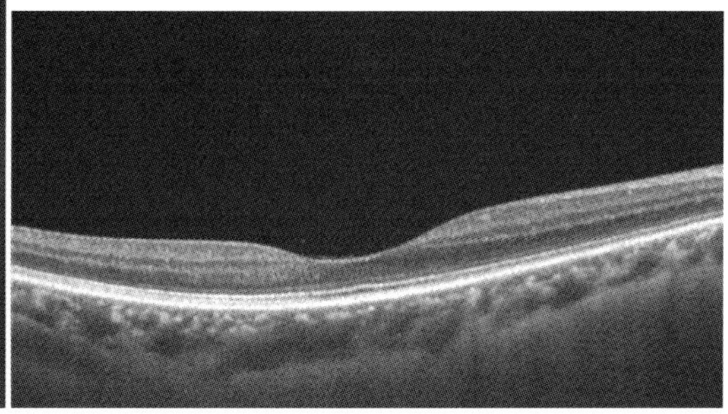

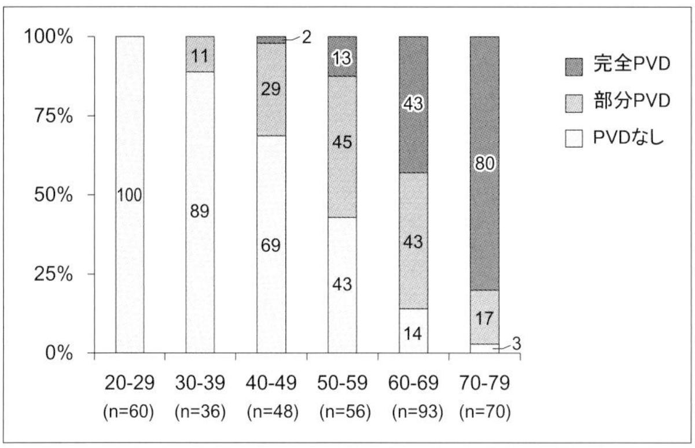

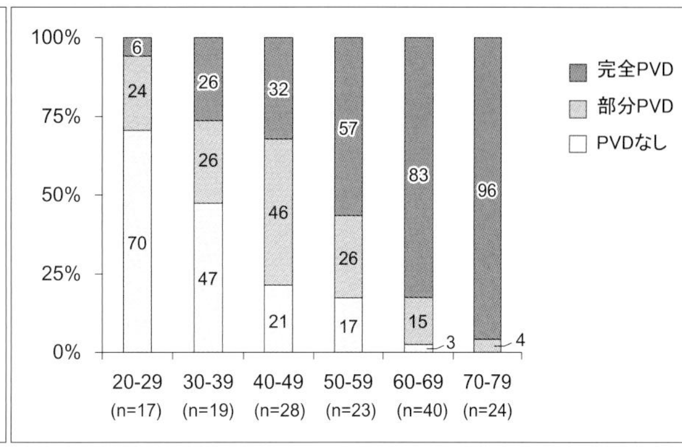

a | b

図 6. 後部硝子体剝離(PVD)の進展と年齢
正常眼(a)では，50～60 歳代で部分 PVD から完全 PVD へと進展するピークを迎える．一方，強度近視眼(b)では若年から PVD が進行しやすく，50 歳代で過半数が完全 PVD となる．

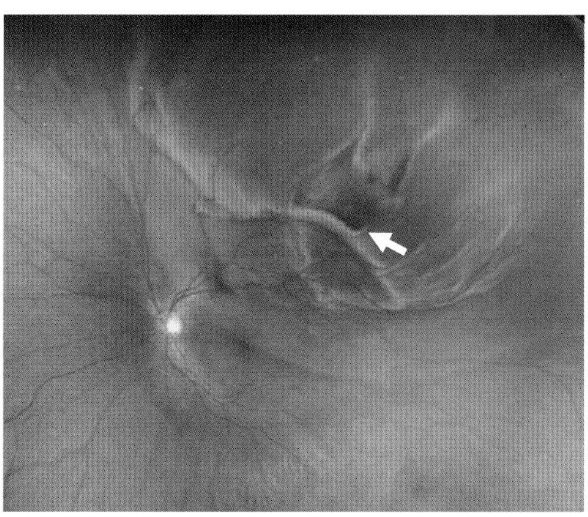

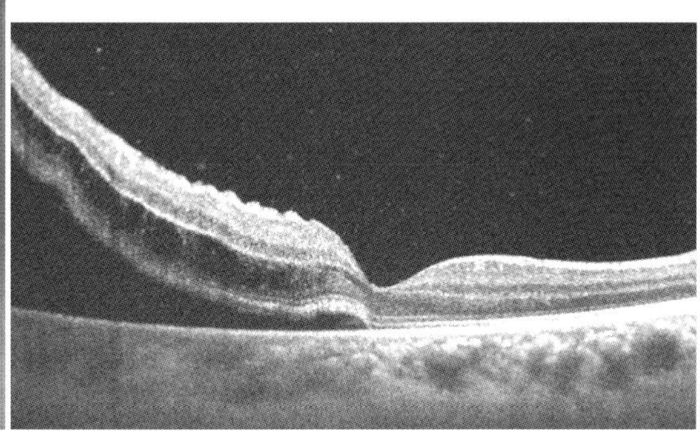

a | b

図 7. 裂孔原性網膜剝離における顆粒状反射
49 歳，女性．左眼．1 か月前から飛蚊症を自覚．上方に弁状裂孔から網膜剝離を生じている．弁状裂孔の縁には出血がある(矢印)．SS-OCT(垂直断)では黄斑から上方の網膜が剝離しており，硝子体腔には顆粒状の反射が多数ある．

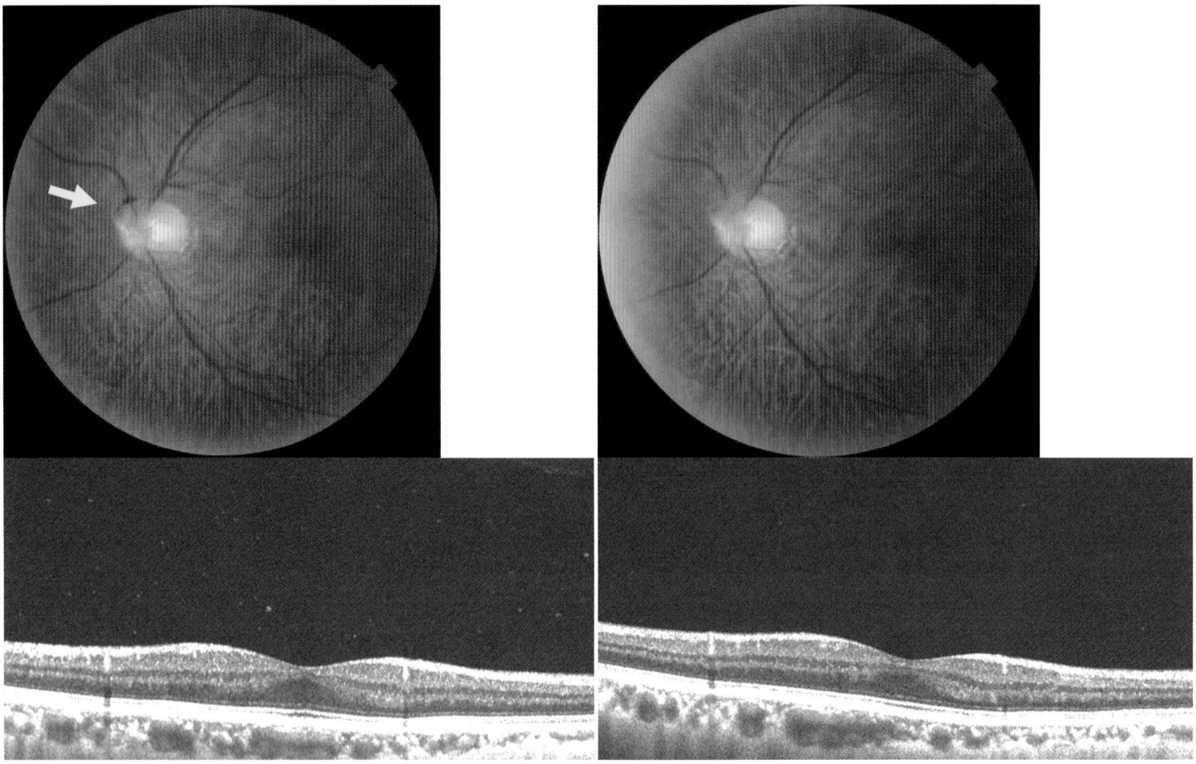

図 8． 後部硝子体剝離（PVD）に伴う出血と顆粒状反射　a｜b
65 歳，男性．左眼．飛蚊症を自覚した当日に受診．完全 PVD を生じる直前の状態．視神経乳頭前で Weiss ring になりかけている部分から出血を生じており（矢印），SS-OCT で顆粒状反射が多数ある（a）．飛蚊症から 1 週間後，視神経乳頭前の出血は吸収され，SS-OCT でも顆粒状反射が軽減している（b）．

顆粒状の反射として検出されることがある（図7）．PVD に伴う少量の硝子体出血でも SS-OCT で顆粒状反射を観察できるが，出血の吸収とともに反射は減少する（図 8）．SS-OCT で顆粒状反射を検出した際には眼底出血や網膜裂孔，網膜剝離を疑い眼底をくまなく精査する．

近視と PVD

近視眼では PVD に伴う網膜裂孔の発症リスクが高い[5]．強度近視眼では硝子体の液化が若年から始まり，PVD の発症年齢が低く，50 歳代で過半数，60 歳台ですでに 8 割以上で PVD を生じている[17][18]（図 6）．近視眼に飛蚊症を生じた際には網膜裂孔および裂孔原性網膜剝離の発症に特に注意する．強度近視眼では PPVP が大きく，PVD を生じた後には分離した後部硝子体皮質がしばしば黄斑部に残存している[18]．

その他の硝子体混濁

飛蚊症を主訴に受診した際，全身の既往や外傷歴を聴取し，ぶどう膜炎に伴う硝子体混濁，糖尿病網膜症や網膜静脈閉塞症に伴う硝子体出血等と鑑別する（図 9）．高度な硝子体出血で眼底の透見が困難な症例では網膜裂孔や網膜剝離の可能性もあり，超音波検査で網膜剝離が疑われる場合は早期に硝子体手術が必要となる[19]．

文　献

1）Los LI, van der Worp RJ, van Luyn MJ, et al：Age-related liquefaction of the human vitreous body：LM and TEM evaluation of the role of

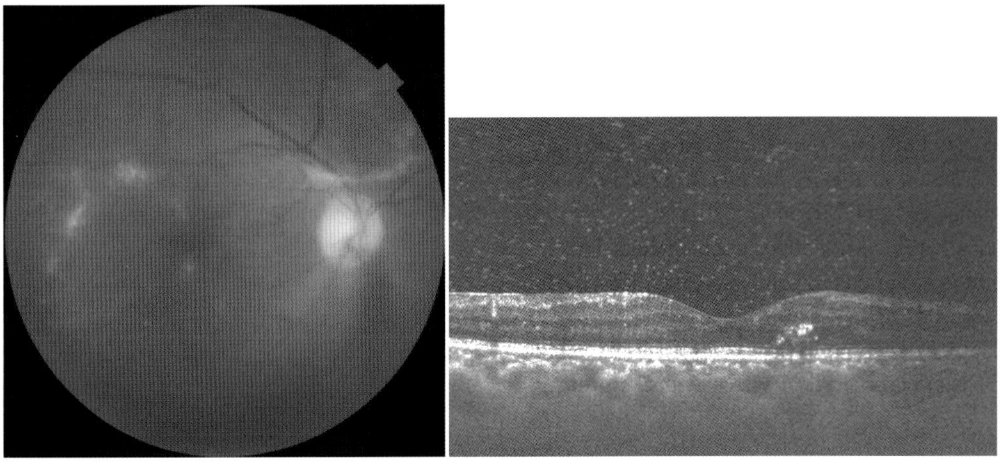

図 9. 硝子体出血と顆粒状反射
45 歳，女性．右眼．3 日前に飛蚊症を自覚し受診．新生血管から硝子体出血を生じていた．未治療の糖尿病があり，増殖性糖尿病網膜症と診断．SS-OCT で無数の顆粒状反射があった．

proteoglycans and collagen. Invest Ophthalmol Vis Sci, **44**：2828-2833, 2003.

2）Hollands H, Johnson D, Brox AC, et al：Acute-onset floaters and flashes：is this patient at risk for retinal detachment? JAMA Ophthalmol, **302**：2243-2249, 2009.

3）Uhr JH, Obeid A, Wibbelsman TD, et al：Delayed Retinal Breaks and Detachments after Acute Posterior Vitreous Detachment. Ophthalmology, **127**：516-522, 2020.

4）Morita H, Funata M, Tokoro T：A clinical study of the development of posterior vitreous detachment in high myopia. Retina, **15**：117-124, 1995.

5）Crim N, Esposito E, Monti R, et al：Myopia as a risk factor for subsequent retinal tears in the course of a symptomatic posterior vitreous detachment. BMC Ophthalmol, **17**：226, 2017.

6）Uchino E, Uemura A, Ohba N：Initial stages of posterior vitreous detachment in healthy eyes of older persons evaluated by optical coherence tomography. Arch Ophthalmol, **119**：1475-1479, 2001.

7）Johnson MW：Perifoveal vitreous detachment and its macular complications. Trans Am Ophthalmol Soc, **103**：537-567, 2005.

8）Itakura H, Kishi S：Evolution of vitreomacular detachment in healthy subjects. JAMA Ophthalmol, **131**：1348-1352, 2013.

9）Kishi S, Shimizu K：Posterior precortical vitreous pocket. Arch Ophthalmol, **108**：979-982, 1990.

10）Itakura H, Kishi S：Aging changes of vitreoretinal interface. Retina, **31**：1400-1404, 2011.

11）Itakura H, Kishi S, Li D, et al：Observation of posterior precortical vitreous pocket using swept-source optical coherence tomography. Invest Ophthalmol Vis Sci, **54**：3102-3107, 2013.

12）Schaal KB, Pang CE, Pozzoni MC, et al：The premacular bursa's shape revealed in vivo by swept-source optical coherence tomography. Ophthalmology, **121**：1020-1028, 2014.
Summary SS-OCT で PPVP とクローケ管との連絡を解明し，後極への房水経路を示した．

13）Tsukahara M, Mori K, Gehlbach PL, et al：Posterior Vitreous Detachment as Observed by Wide-Angle OCT Imaging. Ophthalmology, **125**：1372-1383, 2018.
Summary 広角 OCT モンタージュ画像解析で，黄斑から周辺にかけて後部硝子体の構造を解明．

14）Gal-Or O, Ghadiali Q, Dolz-Marco R, et al：In vivo imaging of the fibrillar architecture of the posterior vitreous and its relationship to the premacular bursa, Cloquet's canal, prevascular vitreous fissures, and cisterns. Graefes Arch Clin Exp Ophthalmol, **257**：709-714, 2019.
Summary SS-OCT により後部硝子体の微細な層構造，線維構造を観察．

15）Johnson MW：Posterior vitreous detachment：evolution and complications of its early stages. Am J Ophthalmol, **149**：371-382, 2010.

16) Hikichi T : Time course of posterior vitreous detachment in the second eye. Curr Opin Ophthalmol, **18** : 224-227, 2007.
17) Akiba J : Prevalence of posterior vitreous detachment in high myopia. Ophthalmology, **100** : 1384-1388, 1993.
18) Itakura H, Kishi S, Li D, et al : En face imaging of posterior precortical vitreous pockets using swept-source optical coherence tomography. Invest Ophthalmol Vis Sci, **56** : 2898-2900, 2015.
19) Sarrafizadeh R, Hassan TS, Ruby AJ, et al : Incidence of retinal detachment and visual outcome in eyes presenting with posterior vitreous separation and dense fundus-obscuring vitreous hemorrhage. Ophthalmology, **108** : 2273-2278, 2001.

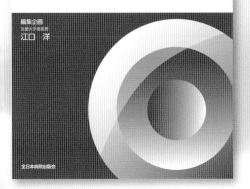

MB OCULI. No. 104：20－26, 2021

特集／硝子体混濁を見逃さない！

テルソン症候群

OCULISTA

松原　央*

Key Words： テルソン症候群(Terson's syndrome)，くも膜下出血(subarachnoid hemorrhage)，網膜出血(retinal hemorrhage)，硝子体出血(vitreous hemorrhage)，硝子体手術(vitrectomy)

Abstract：脳動脈瘤破裂に代表される頭蓋内出血後に眼内出血を生じる疾患をテルソン症候群と呼ぶ．眼内出血は網膜全層と硝子体に生じ，多くの症例で両眼に発症する．過去の報告では，経過観察と硝子体手術で視力予後が同じであるため，両眼発症症例や3～6か月経過観察を行っても出血の吸収がない症例に硝子体手術を行うことが提唱されてきた．しかし，近年は硝子体手術機器の進歩により硝子体手術は低侵襲化がなされ安全性は向上している．本稿ではテルソン症候群の発症比率と治療方針ならびに手術適応について上記を踏まえて再考した．近年の報告では手術に伴う合併症が低減されておりQOLやQOVの向上が求められるため，眼内出血が視機能に影響を及ぼしている場合には，過去の報告よりも早期に手術介入することを検討すべきである．

はじめに

ドイツ人内科医であるLittenは，1881年にくも膜下出血(subarachnoid hemorrhage：SAH)の患者に併発した硝子体出血(vitreous hemorrhage：VH)の症例を報告した[1]．その後，1900年にフランス人眼科医であるTersonが頭蓋内出血の患者に併発した硝子体出血の症例を報告した[2]．これらの原著論文の詳細について大庭らが総説で解説をしているが[3]，そのなかで，「テルソン症候群を提唱したのが誰であるのかは不明であるが，1980年以降に一般的に使われるようになったのは，Duke-Elderの眼科全書に収載されたのが契機になったのかもしれない」と述べられている．その著には，「SAHはしばしば網膜あるいはsubhyaloidに出血を併発する．頭蓋内圧が上昇したときに，くも膜下腔の出血が硝子体内に広がる．この状態をテルソン症候群と呼ぶ」と記載されている[4]．Tersonの1900年の報告にのっとれば非外傷性頭蓋内出血に伴うVHの病態をテルソン症候群と呼ぶことになるが，その後の報告において外傷性SAHに併発したものをテルソン症候群としている報告や，VHと網膜出血を区別していない報告もある．しかし，現在では外傷も含めたSAHをはじめとする頭蓋内出血の発症後に眼内出血を生じた病態に対してテルソン症候群(Terson's syndrome：TS)が使われている．以降，本稿では外傷も含めた頭蓋内出血に伴い発症した眼内出血とVHを併せてTSとする．

TSの発症比率

TSの発症率については複数の報告があり，多くはSAHの数%～40%程度に併発すると報告されているが，SAH自体が生命にかかわる疾患であるため，すべてのSAH患者に眼科的検査が行われておらず視覚障害の訴えのある症例のみ検査を

* Hisashi MATSUBARA，〒514-8507　津市江戸橋2-174　三重大学医学部眼科，講師

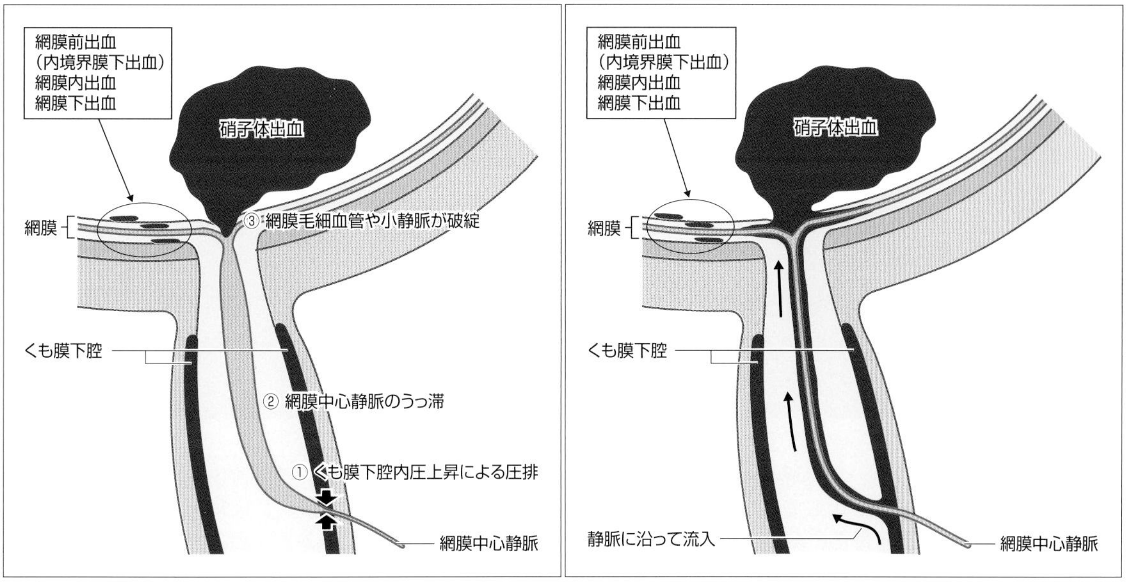

a | b

図 1.

a：脳室内への出血後に急激な脳圧亢進が生じ，くも膜下腔の圧上昇により網膜中心静脈が圧迫，うっ滞と灌流不全が生じることで網膜毛細血管や小静脈が破綻して網膜出血や内境界膜下出血，VH が生じる説

b：くも膜下腔から視神経鞘内に入った出血が網膜中心静脈に沿って視神経乳頭から眼内へ移動し網膜出血，VH を生じる説

行っていること，網膜出血と VH を区別していないこと，多くが後ろ向きの研究であることにより発症率に大きなばらつきがある．2004 年に報告された systematic review では，154 の報告をレビューした結果，後ろ向きの 1,086 の SAH 症例のうち 3.4%(37 症例)で VH が認められ，前向き報告の 181 症例のうち 13.3%(24 症例)に VH が認められたと報告されている[5]．また，比較的新しい 2010 年以降の前向きの報告では，SAH 発症の 102 症例のうち 19.6%(20 症例)で TS が認められ[6]，SAH 発症から 24 時間以内に眼底検査を行った 47 症例中，29.8%(14 症例)に TS が発症しており，その内訳は 14.3%(2 症例)で網膜下出血，85.7%(12 症例)に網膜内出血，42.9%(6 症例)で網膜前出血，14.3%(2 症例)に VH が認められたと報告されている[7]．国内からの前向きの報告では，SAH 235 症例の全例に発症から 14 日以内に眼底検査を行った結果，TS の発症率 12.3%(29 症例)で，そのうち VH を生じていたのは 15 症例で発症率 6.4%であったと報告している[8]．TS は SAH 発症から数時間で生じるとされているため，検査時期によって発症率に差はあるものの，おおよそ上記の発症率が病態を表していると考えられる．

一方，SAH の重症度と TS 発症には関連があり，TS 症例は出血量が多く死亡率が高く，TS 発症は SAH の重症度と関連がある[5)7)8)]．一般に SAH 発症後，全身状態が改善して初めて視力低下を訴え眼科受診となるため，訴えのない状態で診断を行うことは少ない．しかし，SAH の重症度が高い症例では，TS 発症の可能性を想定した診察が必要である．

発症機序

正確な発症機序は不明であるが，以下の 2 つの説が有力視されている．

1 つは，脳動脈瘤破裂等による脳室内への出血後に急激な脳圧亢進が生じ，くも膜下腔の圧上昇により網膜中心静脈が圧迫され，その後，網膜中心静脈のうっ滞と灌流不全が生じることで網膜毛細血管や小静脈が破綻して網膜出血や内境界膜下出血，VH が生じる説である(図 1-a)．

もう 1 つは，くも膜下腔から視神経鞘内に入った出血が網膜中心静脈に沿って視神経乳頭から眼内へ移動し網膜出血，VH を生じる説である(図 1-b)．

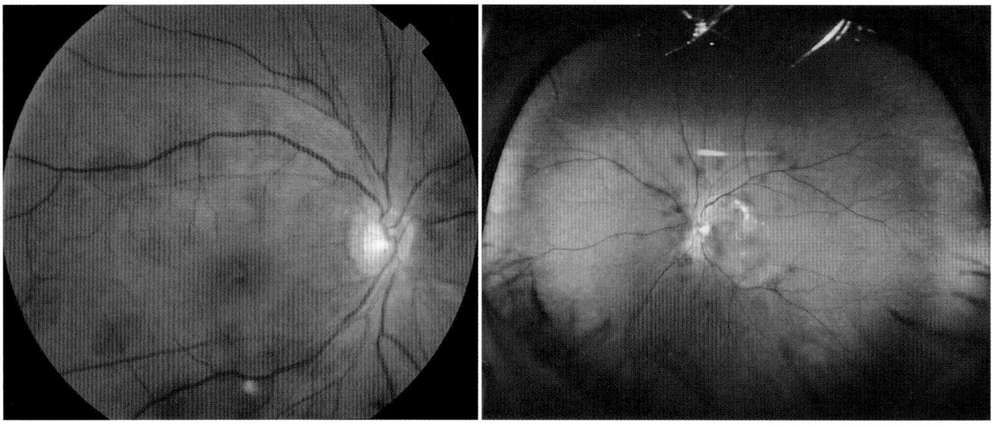

図 2.　a｜b

63 歳，女性．脳動脈瘤破裂による SAH 発症後の両眼 TS(VH)症例．手術前矯正視力は右 0.09，左 0.06 で発症から 1.5 か月後に硝子体手術を施行した．眼底には視神経乳頭周囲と黄斑部に多数の網膜下出血と器質化した網膜下出血を認めるが，周辺部には出血はない．矯正視力は右 0.6，左 0.4

これらの説に対して国内からも発生機序を支持する報告がなされている[8)〜10)]．

確定診断に必要とされる検査

網膜のすべての層と硝子体に出血を生じるため，眼内出血をきたすすべての疾患が鑑別の対象となる．網膜裂孔や裂孔原性網膜剝離，糖尿病網膜症，高血圧網膜症，網膜静脈閉塞症による VH が挙げられる．しかし最も重要なのは発症契機であり，SAH をはじめとする頭蓋内出血の既往と自覚症状がある場合には続発する視力障害という特徴的なエピソードとともに，眼底検査により網膜全層にわたる眼内出血あるいは VH を認めた場合には TS と診断される．VH が軽度もしくはない症例では，眼底検査を行うと視神経乳頭周囲や黄斑部網膜の種々の層(網膜前(内境界膜下)，網膜内，網膜下)に出血が確認される(図 2，3)．時にドーム状に盛り上がる内境界膜下出血を認めることがある．黄斑部，特に中心窩に出血が及ぶかどうかは視力予後に影響するため，光干渉断層計(OCT)による評価も可能であれば行う必要がある．しかし，網膜前出血(内境界膜下出血)がある場合には出血によるブロックにより評価できない場合がある．一方，VH を生じた場合，VH の程度によっては眼底の観察ができないため超音波 B モード検査による経過観察を頻回に行う必要がある(図 4)．TS の合併症には，黄斑前膜，黄斑円孔，網膜剝離，増殖硝子体網膜症が報告されており，超音波 B モード検査で網膜全剝離を疑う場合には適宜，網膜電図による評価が必要である．また，両眼発症が多いとの報告があることから[11)]，必ず両眼を検査する必要がある．

手術適応

網膜出血は数週間で自然吸収されるため中心窩に及ばない網膜出血は視力予後が良好であり，経過観察のみで手術治療対象ではない[12)13)]．そのため，手術適応になるのは，視力もしくは眼底観察に影響を及ぼす程度の濃い VH と黄斑部にかかる網膜前出血(内境界膜下出血)，網膜下出血である．黄斑部の網膜前出血(内境界膜下出血)は，吸収に時間がかかることから視力改善に時間を要するうえ，出血により中心窩の状態が確認できないことから手術による除去の適応となる．一方，眼底が全く透見できないような非常に濃い VH でも経過観察中に後極の一部に VH がない部分が生じ，そこから眼底が観察できるようになる症例を経験する．VH は時間とともに自然吸収されるが，出血量が多い場合には吸収に時間を要するため硝子体手術が考慮される．しかし，TS に対して硝子体手術を行うべきか経過観察をすべきかについては複数の報告がなされている．

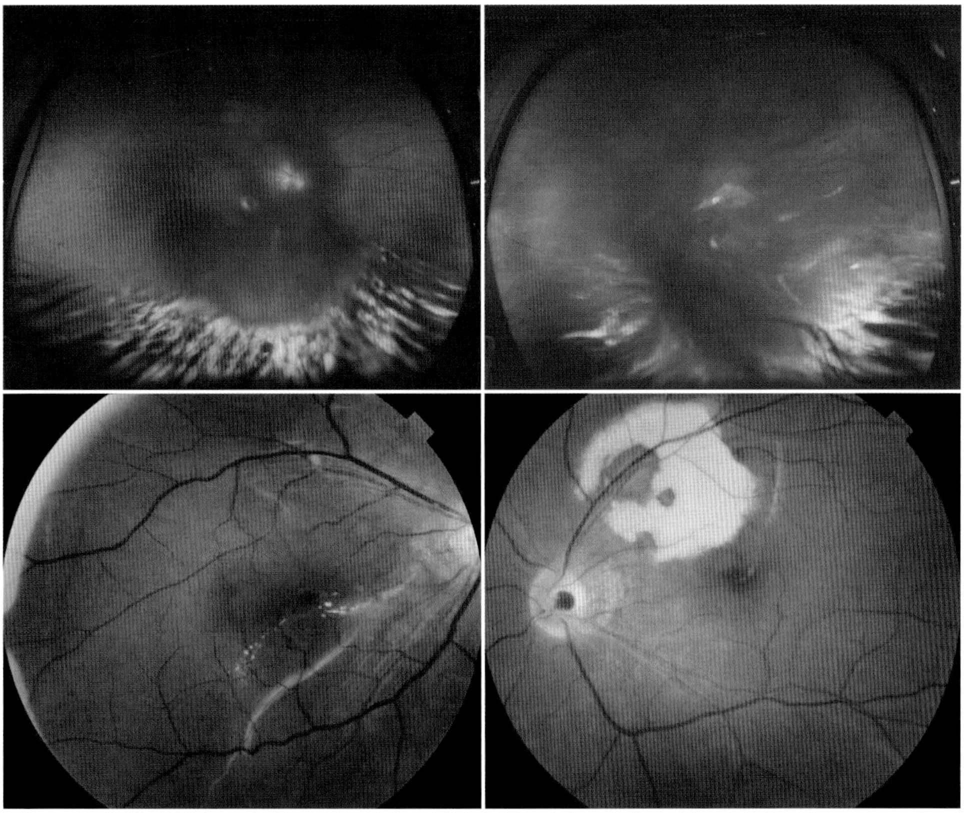

a | b
c | d

図 3.
41 歳，男性．椎骨動脈解離による SAH 発症後の両眼 TS(VH)症例．手術前矯正視力は右 0.2，左指数弁で発症から 2 か月後に硝子体手術を施行した．
a，b：右眼(a)，左眼(b)手術前．周辺部の VH はなく眼底が確認できるが，黄斑部は確認できない．
c，d：硝子体手術後．器質化した網膜下出血を認める．術後 1 か月には矯正視力右 0.9，左 1.0 に改善した．

非外傷性 SAH による TS 発症 30 眼(VH 14 眼，VH と網膜前出血 12 眼，網膜出血のみ 4 眼)の自然経過についての報告では，平均 4.8 年の経過で 3 眼が硝子体手術を施行されたが，残りの非手術症例の 76％で 20/30 以上の良好な視力が得られた．合併症は網膜前膜が 1 眼，pigmentary maculopathy が 5 眼で認められたが，網膜剝離は 0 眼であった．この結果から両眼の TS 症例以外では早期硝子体手術の必要はないと報告されている[12]．また，3 年以上の経過を追えた VH 症例 30 眼のうち，20/50 以上の視力が得られた症例は非手術群 75％，手術群 86％であり，3 年以上の経過で網膜前膜は 78％の症例で認められたが，最終的に視力に影響したのは 2 眼のみであった．また，TS 発症から最高視力が得られるまでの平均期間は非手術群で 9 か月，手術群で 7.5 か月(手術から 4.5 か月)であり，硝子体手術を行っても最終視力に影響はないが，手術症例群のほうが視力改善は早いと述べられている[11]．このように自然吸収を選択すべきとする報告は，視力の結果が硝子体手術を行わなくても同じであること，手術に伴う合併症の発生リスクがあることを根拠としている．

それでは自然経過で VH の吸収にはどの程度の時間がかかるのだろうか．VH 吸収の時間は出血の程度によって異なるが，TS(VH)の自然吸収には発症から最高視力が得られるまでに 16 眼中 12 眼で 6 か月以上(1～35 か月)を要し，視力の中央値 20/300 から 20/30 まで改善するまで 15 眼で平均 10 か月を要していたという報告[11]や，VH 症例の 44％で 19 か月以内に出血が吸収されなかった

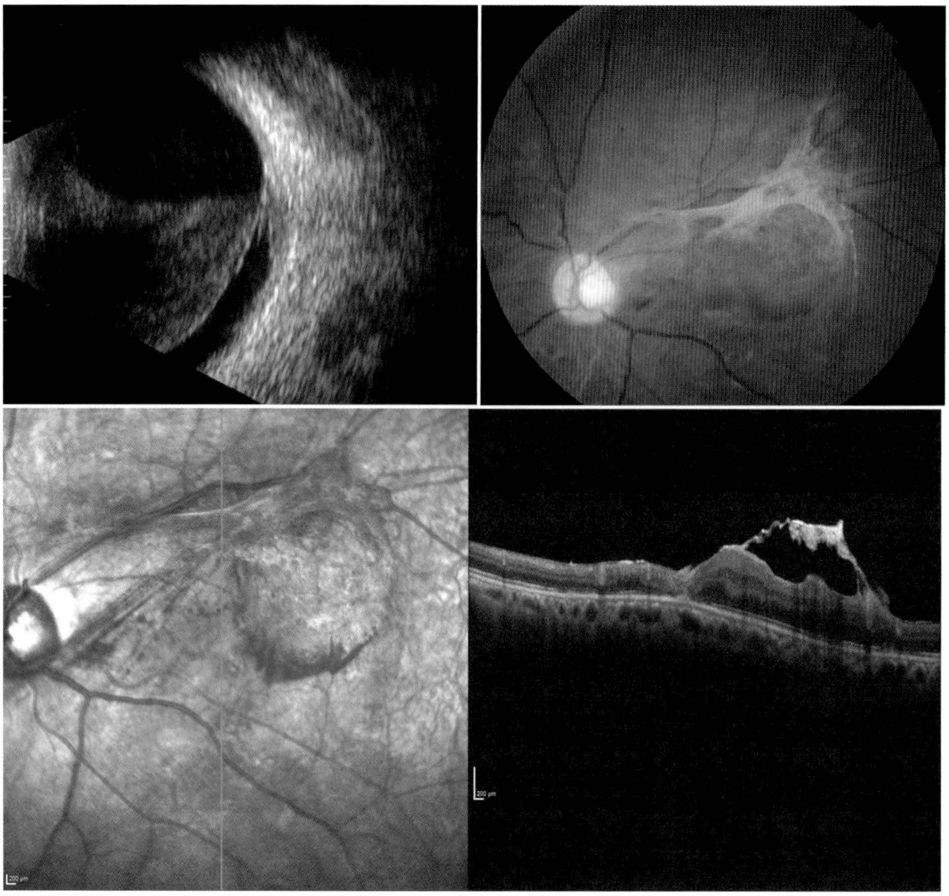

図 4.

a | b
c

35歳，男性．脳動脈瘤破裂によるSAH発症後の両眼TS(VH)症例．手術前矯正視力は右手動弁，左光覚．発症から3か月後に硝子体手術を施行した．黄斑部全体にわたる広範囲の黄斑前膜と網膜前出血を認めたが，最終矯正視力は1.2へ改善した．

a：Bモード超音波検査で，網膜前膜とそれに付着する硝子体を認める．
b：黄斑部の広範囲に網膜前膜を認める．
c：OCTでは中心窩のellipsoid zoneは不連続になり網膜前膜を認める．

という報告[14]があり，視力改善が得られる程度のVHの吸収には多くの症例で数か月以上かかると考えられる．

一方，硝子体手術が有効であったとする報告は，VHのあるTS症例で硝子体手術に至った症例の比率を前向きに調査した報告では，20例のVH症例のうち40%(8例)でVHが吸収されないため硝子体手術を行い(SAHから手術まで平均4.4か月)，全例で視力が改善し合併症はなかったと報告されている[6]．また，SAH発症から眼科受診までに平均5.2か月を要した25眼のTS症例(VH)に対して硝子体手術を行った結果，術後視力は改善したという報告や[15]，23例26眼の成人VH症例でSAH発症から平均6か月で硝子体手術を行い81%(21眼)が20/30以上の視力に改善し，術後合併症として巨大裂孔，網膜剝離，白内障を生じたが，追加手術で対応可能であったという報告がある[16]．このようにTSのVHへの硝子体手術による早期視力改善効果は明らかであるが，出血が数か月持続することによる合併症に対する懸念がされている．TSの比較的頻度の高い合併症として黄斑前膜[11]が挙げられるが，網膜全剝離，網膜下出血，網膜前膜，網膜静脈分枝閉塞症，泡沫細胞緑内障(ghost cell glaucoma)，強固な硝子体癒着[15]，増殖硝子体網膜症[17]が報告されている．また，硝子体手術を行う目的は，早期に視力改善を得るためだけではなく，出血が内境界膜下や網膜前の局所に集積することにより網膜障害や網膜剝離が発生する可能性があるため，硝子体手術による除去を考慮すべきである[11]とも述べられている．これらの積極的な硝子体手術を推奨する報告は，早期の視力改善によりquality of life（QOL）向上が得られることと，出血が持続することにより発生する視力予後にかかわる合併症を早期に回避できる可能性があることを根拠としている．

それでは，硝子体手術を行う最適な時期はいつなのであろうか．TSのVH症例44眼のうち，3か月以内に手術をした35眼は，それ以降に手術を行った症例よりも視力予後が良いと報告されている[18]．一方で，TS確認から90日以前に手術を行った6眼と90日以降に手術を行った8眼の間で術後3か月の視力に有意差はなかった[19]とも報告されている．また，TSによるVHに対して硝子体手術を行った時期がSAH発症から3か月以内と3か月以降の2群間に術後視力の差はなかったが，3か月以降に手術を行った群では網膜前膜の形成が有意に高く，周辺部網膜裂孔と網膜変性の発生は3か月以内群では多くないものの6か月では頻繁にみられる所見であると報告されている[20]．過去には発症から3～6か月以内に硝子体手術を行うことが推奨されている[6)15]が，視力予後の点からは3か月以内に手術を行うことにデメリットがないこと，TSに伴う合併症の発生が3か月以内では少ないことから，硝子体手術を行うならSAH発症から3か月以内が望ましいと考えられる．過去に報告されているTSへの硝子体手術適応をまとめると，SAH発症から3～6か月の経過観察を行ってもVHが自然に吸収しない症例，両眼発症による視力低下症例，網膜前膜や網膜剝離，増殖硝子体網膜症を認める症例，視力の発達していない小児症例には硝子体手術を考慮すべきであるとされる[6)11)15]．しかし，近年の硝子体手術は手術装置の進歩とスモールゲージによる低侵襲化により安全性の向上した手術となっている．実際，TS症例に対して20 Gと25 Gの硝子体手術成績を比較した報告では，両群とも術後視力は向上しているが手術による合併症は術後眼圧異常，術後網膜剝離，術後出血すべてにおいて20 G群よりも25 G群のほうが少なく手術時間は有意に短かったと報告されている[21]．また，患者のQOLおよびquality of vision（QOV）の向上が求められているため，硝子体手術術後の視力が経過観察と同等といえども早期に視機能改善を行うことは社会復帰の観点から大きなメリットがあり，短期間で自然吸収が見込めない症例においては可能な限り早期に手術を行うことが最善であると考えられる．全身的な状態が改善し手術を安全に行うことが可能であること，手術希望があること，ガスもしくはシリコーンオイルタンポナーデが必要な場合に術後に伏臥位を行うことができることを前提としたうえでの筆者の考える硝子体手術の適応を示すと，① 両眼の濃いVHの症例，② Bモード超音波検査で網膜剝離（増殖硝子体網膜症を含む）や網膜前膜が疑われる症例，③ 両眼，片眼問わずVH，網膜前出血（内境界膜下出血）により黄斑部の状態が確認できない症例，④ 視力の発達していない小児で経過観察により弱視に至る可能性がある症例は早期硝子体手術を検討する．一方，視力低下があるものの黄斑部が確認できる程度のVH症例は3か月以内の経過観察で吸収傾向がなければ手術を検討する．

文　献

1） Litten M：Ueber Einige von Allgemein-Klinischen Standpunkt aus Interessante Augenvera nderungen. Berl Klin Wochenschr, **18**：23-37, 1881.

2） Terson A：De l'hémorrhagie dans le corps vitre au cours de l'hémorrhagie cerebrale. Clin Ophthalmol, **6**：309-312, 1900.

3） 大庭紀雄，丹沢慶一：神経眼科の古典・原点：Terson症候群．神経眼科，**37**：207-214，2020.
Summary　テルソン症候群の最初期の論文がわかりやすく詳しく解説されている．

4） Duke-Elder S：Terson's syndrome. System of Ophthalmology. XV：Systemic Ophthalmology Indices, Henry Kimpton, London, p. 156, 1976.

5) McCarron MO, Alberts MJ, McCarron P：A systematic review of Terson's syndrome：frequency and prognosis after subarachnoid haemorrhage. J Neurol Neurosurg Psychiatry, **75**：491-493, 2004.
Summary テルソン症候群の過去の 154 の報告をまとめて発症率，アウトカムをレビューしている.
6) Skevas C, Czorlich P, Knospe V, et al：Terson's syndrome rate and surgical approach in patients with subarachnoid hemorrhage：a prospective interdisciplinary study. Ophthalmology, **121**：1628-1633, 2014.
7) Sung W, Arnaldo B, Sergio C, et al：Terson's syndrome as a prognostic factor for mortality of spontaneous subarachnoid haemorrhage. Acta Ophthalmol, **89**：544-547, 2011.
8) 花井香織：くも膜下出血に伴う眼内出血“Terson 症候群”の臨床像について．神経眼科，**37**：2140-2146, 2020.
9) Ogawa T, Kitaoka, T, Dake Y, et al：Terson syndrome：a case report suggesting the mechanism of vitreous hemorrhage. Ophthalmology, **108**：1654-1656, 2001.
10) Sakamoto M, Nakamura K, Shibata M, et al：Magnetic resonance imaging findings of Terson's syndrome suggesting a possible vitreous hemorrhage mechanism. Jpn J Ophthalmol, **54**：135-139, 2010.
11) Schultz PN, Sobol WM, Weingeist TA：Long-term visual outcome in Terson syndrome. Ophthalmology, **98**：1814-1819, 1991.
Summary テルソン症候群の経過観察例，硝子体手術例の３年以上の視力の結果を示した文献.
12) Stiebel-Kalish H, Turtel LS, Kupersmith MJ：The natural history of nontraumatic subarachnoid hemorrhage-related intraocular hemorrhages. Retina, **24**：36-40, 2004.
13) Garfinkle AM, Danys IR, Nicole DA, et al：Terson's syndrome：a reversible cause of blindness following subarachinoid hemorrhage. J Neurosurg, **76**：766-771, 1992.
14) Shaw HE Jr, Landers MB Ⅲ：Vitreous hemorrhage after intracranial hemorrhage. AM J Ophthalmol, **80**：207-213, 1975.
15) Gnanaraj L, Tyagi AK, Cottrell DG, et al：Referral delay and ocular surgical outcome in Terson syndrome. Retina, **20**：374-377, 2000.
16) Kuhn F, Morris R, Witherspoon CD, et al：Terson syndrome. Results of vitrectomy and the significance of vitreous hemorrhage in patients with subarachnoid hemorrhage. Ophthalmology, **105**：472-477, 1998.
17) Velikay M, Datlinger P, Stolba U, et al：Retinal detachment with severe proliferative vitreoretinopathy in Terson syndrome. Ophthalmology, **101**：35-37, 1994.
18) Garweg JG, Koerner F：Outcome indicators for vitrectomy in Terson syndrome. Acta Ophthalmol, **87**：222-226, 2009.
19) Nazarali S, Kherani I, Hurley B, et al：Outcomes of vitrectomy in Terson syndrome：A multicenter Canadian perspective. Retina, **40**：1325-1330, 2020.
20) Liu X, Yang L, Cai W, et al：Clinical features and visual prognostic indicators after vitrectomy for Terson syndrome. Eye(Lond), **34**：650-656, 2020.
Summary テルソン症候群への硝子体手術タイミングについての検討.
21) Mao X, You Z：25 G compared with 20 G vitrectomy under Resight non-contact wide-angle lenses for Terson syndrome. Exp Ther Med, **14**：1193-1197, 2017.

MB OCULI. No. 104：27－32, 2021

特集／硝子体混濁を見逃さない！

ぶどう膜炎（サルコイドーシス）

OCULISTA

丸山和一*

Key Words： 血清アンジオテンシン交換酵素（ACE），血清可溶性インターロイキン-2 受容体（sIL-2R），眼サルコイドーシス国際ワークショップ（International Workshop on Ocular Sarcoidosis：IWOS），CD4/CD8 比（CD4/CD8 ratio），アクネ菌（*Propionibacterium*（*Cutibacterium*）*acnes*）

Abstract：サルコイドーシスの眼病変は前眼部から後眼部さらには視神経に至る，汎ぶどう膜炎の形態を呈することが多い．特に中間部から後眼部の強い炎症病態の場合，硝子体混濁・黄斑浮腫を発症し，視力低下をきたすことがある．サルコイドーシスによる硝子体混濁の形態は，雪玉状の混濁やびまん性の混濁を示し，網膜には細隙灯検査では多くの細胞が，前部硝子体へ浸潤していることを認める．

近年，眼サルコイドーシスの診断に，硝子体液解析が有用であることが報告されている．硝子体手術時に破棄する硝子体液を用いて，肺胞洗浄液と同様にCD4陽性T細胞とCD8陽性T細胞の割合（CD4/CD8比）が3.5以上なら高い確率で眼サルコイドーシスと診断可能となっている．

はじめに

ぶどう膜炎は，一般診療において稀な疾患である．しかし，眼組織以外にも病変が発生し，全身疾患に合併することが多い．そのため，眼科疾患としては勿論のこと，全身疾患との絡みが大変重要な疾患である．ぶどう膜炎は患者数が多くないと考えられている．しかし実際は，大学病院外来診療の2%を占め，重要な疾患であることがわかる．ぶどう膜炎の原因疾患は多彩であり，日本における原因疾患を知ることは公衆衛生上，大変重要なことである．日本眼炎症学会は，2002年から2009年，2016年とぶどう膜炎原因疾患の全国調査を施行している[1)～3)]．その結果，サルコイドーシスによるぶどう膜炎は，各年代において原因疾患のトップであり，本邦におけるぶどう膜炎原因疾患のなかでは最も多くみられる疾患である．サルコイドーシスは，診断がつけば治療方針や経過を予測することが可能な疾患であり，2015年に難病法施行に伴って改定された「サルコイドーシスの診断基準2015」がある．組織診断群と臨床診断群に分類され，臨床診断群では，呼吸器，眼，心臓の3臓器中のうち2臓器以上において，サルコイドーシスを強く示唆する臨床所見を認め，表1に示す特徴的検査所見の5項目中2項目以上が陽性である必要がある．また眼病変所見においても，表2に示すように，眼病変所見の6項目中2項目以上を有する場合に，眼病変を強く示唆する臨床所見ありとなる．他の眼疾患と同様，同じ疾患でも個人間では様相が変化し，さまざまな病態が絡み診断が困難である症例が多々ある．しかし近年，この診断基準が整備され，種々の項目を確認しながら確実に診断することが可能となっている．

* Kazuichi MARUYAMA，〒565-0871　吹田市山田丘2-2　大阪大学医学部眼科学教室，寄附講座准教授

表 1. 特徴的検査所見

	特徴的検査所見
1	両側肺門縦隔リンパ節腫脹
2	血清アンジオテンシン交換酵素(ACE)活性高値 または血清リゾチーム値高値
3	血清可溶性インターロイキン-2受容体(sIL-2R)高値
4	ガリウムシンチグラムまたはFDG/PETにおける 著明な集積所見
5	気管支肺胞洗浄検査でリンパ球比率上昇，CD4/CD8 比が3.5を超えて上昇

表 2. 眼病変所見

	眼病変所見
1	肉芽腫性前部ぶどう膜炎(豚脂様角膜後面沈着物， 虹彩結節)
2	隅角結節またはテント状周辺虹彩前癒着
3	塊状硝子体混濁(雪玉状，数珠状)
4	網膜血管周囲炎(主に静脈)および血管周囲結節
5	多発するろう様網脈絡膜滲出斑または光凝固斑様の 網脈絡膜萎縮病巣
6	視神経乳頭肉芽腫または脈絡膜肉芽腫

サルコイドーシスの診断基準

サルコイドーシスは眼・心臓・皮膚・肺等，全身の組織または臓器に非乾酪性肉芽腫を作り，多彩な臨床所見を呈する原因不明の疾患である．サルコイドーシスの診断基準2015より，組織診断群は，「全身のいずれかの臓器で壊死を伴わない類上皮細胞肉芽腫が陽性であり，かつ，既知の原因肉芽腫および局所サルコイド反応を除外できているもの．特徴的検査所見および全身の臓器病変を十分検討することが必要である」とされている．そして臨床診断群は，「類上皮細胞肉芽腫病変は証明されていないか，呼吸器，眼，心臓の3臓器中のうち2臓器以上において本症を強く示唆する臨床所見を認め，かつ特徴的検査所見(表1)の5項目中2項目以上が陽性のもの」とされている．

眼病変を強く示唆する臨床所見として，表2にある眼病変所見の6項目中2項目以上を有する場合，眼病変を強く示唆する臨床所見ありとなる．臨床において，サルコイドーシスを疑う所見が1つでもあれば，確実に診断するために，蛍光眼底造影検査等，種々の検査を行うことが重要である．

サルコイドーシスの検査所見(全身)について

サルコイドーシスは多臓器疾患であり，肺・心臓・眼の他に，さまざまな組織が罹患する．そのため，サルコイドーシスを疑った場合は全身検査(血液検査・X線検査等)を行う必要がある．表1に示すように，血液検査において，血清アンジオテンシン交換酵素(ACE)，血清リゾチーム，血清可溶性インターロイキン-2受容体(sIL-2R)上昇の他に，サルコイドーシスでは造血臓器である骨髄や脾臓に病変が認められることもあり，貧血や白血球減少，リンパ球減少，血小板減少等がある．この血液異常は罹患期間と関連しているといわれており，活動性の高い症例では貧血・血小板減少，リンパ球減少等は慢性型で認められることがある．

サルコイドーシスの検査所見(眼病変)について

サルコイドーシスによる眼病変は，特徴的な所見がいくつかあり，「眼病変を強く示唆する臨床所見(表2)」として診断基準に挙げられている．眼病変は全身における炎症の活動性や重傷度とは関係なく，重度なぶどう膜炎を呈することがあり，眼科的な検査所見よりサルコイドーシスと判明することがある．サルコイドーシスでは，40～60%の患者にぶどう膜炎を発症するとされている．そのなかで全身所見を伴わない眼サルコイドーシスも近年注目されている．眼サルコイドーシスの発症率は年齢分布において2峰性であり，好発年齢は20～30代(若年者発症)と50～60代(中高齢者発症)である．ぶどう膜炎を発症する中高齢者発症の多くが女性であることが特徴的で，かつ中高年齢発症の患者に女性が多いため，男女比は統計上女性にやや多い．眼サルコイドーシスは，International Workshop on Ocular Sarcoidosis (IWOS)基準[4)5)]に沿って，definitive，presumed，probableに分類される．眼サルコイドーシスの特徴的な所見は表2に示すように，どの年代でも，豚脂様角膜後面沈着物(図1)，周辺虹彩前癒着(図2)や，網膜血管炎(図3，4)や特徴的な雪玉状の硝子体混濁を認める．若年者ではしばしば，前眼部の虹彩における肉芽腫形成や視神経肉芽腫を認めることもあり，鑑別診断が大変重要である．

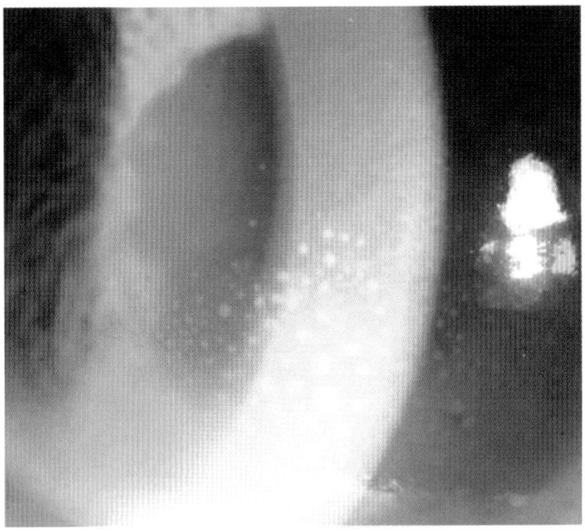

図 1. サルコイドーシス患者の豚脂様角膜後面沈着物

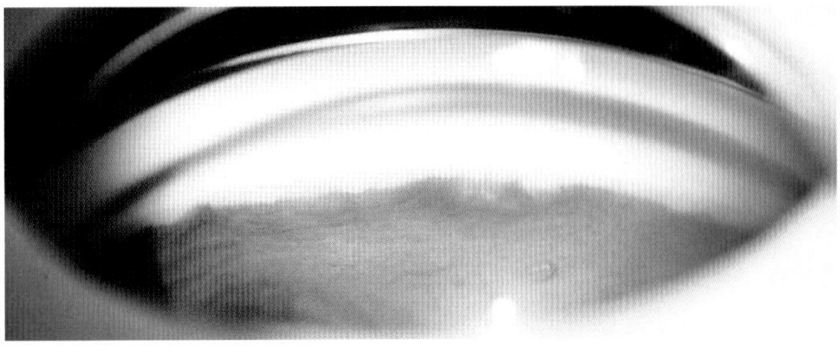

図 2. サルコイドーシス患者の隅角所見
隅角肉芽腫と台形状周辺虹彩前癒着が認められる.

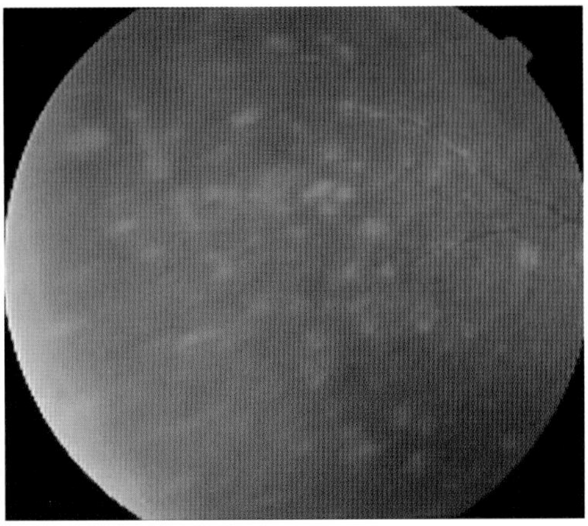

図 3. サルコイドーシス患者の網膜血管炎所見

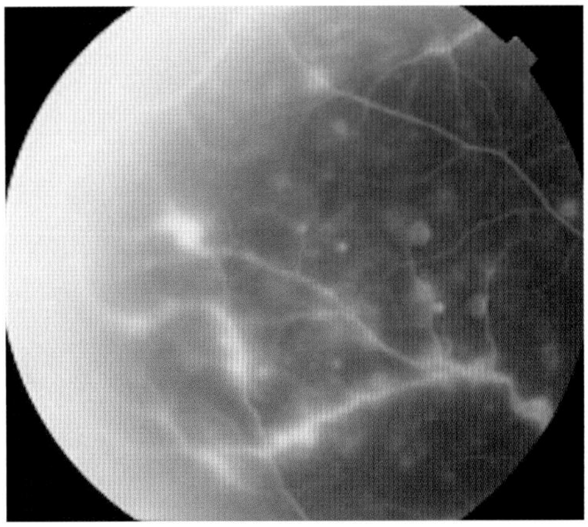

図 4. サルコイドーシス患者の網膜血管炎所見(フルオレセイン蛍光眼底造影検査結果)

眼サルコイドーシスの眼内組織解析について

近年，眼内液・眼内組織解析により直接的に眼内液の病原体DNA，浸潤細胞分画を確認することで病態の把握を行い診断する方法が確立されてきている．これらの検査方法の発達によりサルコイドーシスぶどう膜炎の原因と考えられる候補因子が浮上してきた．我々はその候補病原体に対する免疫反応をもとに診断・治療を試みている．

近年，ぶどう膜炎に対する診断技術や薬物療法・手術療法の向上により現在まで原因不明とされていたぶどう膜炎の原因が究明されてきている．注目すべき眼内液診断方法として眼内液multiplex PCR検査[6)]，サイトカイン解析[7)]，硝子体細胞解析[8)~11)]，摘出した組織(黄斑前膜)の解析が挙げられる[12)]．このなかで，硝子体手術時に施行される硝子体細胞解析(サイトカイン測定を含む)は，硝子体内に存在する細胞群を解析することで，その疾患の大まかな病態を推測できる．特に眼サルコイドーシスとその他のぶどう膜炎の診断には有用であると報告されている[10)11)]．眼サルコイドーシス患者の硝子体手術で得られたサンプルをフローサイトメトリーで解析した結果，硝子体内CD4/CD8はかなり高値であることを我々は報告している[11)]．これは，サルコイドーシス診断のために施行される肺胞洗浄検査(BALF)で得られるのと同様の検査データである．BALFでは，炎症が存在する局所にてCD4陽性T細胞の分画がCD8陽性T細胞と比較すると明らかに増加し，CD4/CD8比が高値であることが報告されており，その値が3.5より高値であるならサルコイドーシスと考慮される．硝子体内でも同様で，CD4/CD8比が3.5以上を示せば，他のぶどう膜炎疾患ではこのような特異的な分画が存在せず，眼サルコイドーシスに特異的な値であることが判明した．特に眼サルコイドーシスでは，CD4/CD8比が比較的高値であり(つまりCD4陽性率が高い)これは，サルコイドーシスの病態に反映しているものと考える．

サルコイドーシスの病因論

近年，サルコイドーシスの発症には何らかの細菌感染が関与していることが示唆されている．Hommaらは，*Propionibacterium*(*Cutibacterium*) *acnes*は局所のサルコイドーシス病変部位(特にリンパ節)を採取し，細菌培養したところ唯一高い確率で分離できた細菌であると述べている[13]．*P. acnes*はサルコイドーシス患者において組織学的に非乾酪性肉芽腫のなかに存在していることが，多くの臓器・組織検査にて証明されている．眼局所でも硝子体手術時に得られた黄斑前膜や網膜組織より肉芽腫とそのなかに存在する*P. acnes*を免疫染色にて検出されており[12)14]，サルコイドーシによるぶどう膜炎においても*P. acnes*が関与していることが報告されている．

*P. acnes*の同定について

サルコイドーシス患者の肺胞洗浄液より*P. acnes*のDNAが確認されたのは70%にのぼり，コントロールの23%と比較すると有意な差があるとの報告がある．またYasuharaらは，サルコイドーシス患者の硝子体液サンプルより*P. acnes*のDNAを確認している[15]．DNAについてはコンタミネーションの可能性を危惧されているが，Negiらは，*P. acnes*のmembrane-bound lipoteichoric acid(PAB)抗体を用いて，サルコイドーシス患者の肺組織とリンパ節を染色した[16]．その結果，PAB抗体による染色では気管支生検によるサンプルからは48%，リンパ節からは88%と高い確率で染色された．しかし．対照群である結核患者やその他の肺疾患から得られたサンプルではPAB抗体の反応は認められなかった．このことからPAB抗体は*P. acnes*に特異的な抗体であることがわかり，サルコイドーシスによる肉芽腫における*P. acnes*の存在を確認するため用いられている．眼サルコイドーシスの試料もPAB抗体を用いて免疫染色が行われており，PAB抗体陽性の物質を肉芽腫内に高い確率で確認されている[12)14]．

サルコイドーシス患者の*P. acnes*への免疫反応

サルコイドーシスの発症に*P. acnes*が強く関与している可能性は高い．常在菌である*P. acnes*に免疫反応が起こる可能性を示唆する検査として，Kveim testがある．Kveim反応は正常の人間や他疾患に罹患している人には起こらず，サルコイドーシス患者のみにみられる反応である．本テストはサルコイドーシス患者の肉芽腫を用いた懸濁液を作成し(加熱し滅菌した)，患者の皮内に注射する．すると，約70～80%の人に1週間以内に丘疹が出現し，4～6週間で最大となる反応である．反応部分の組織検査にて，非乾酪性肉芽腫の形成を認めれば，Kveim反応陽性と判定する．Kveim反応はⅣ型アレルギーであるため，抗原が存在しなければ本テストのように遅延型過敏反応は起こらない．そのため，サルコイドーシス患者から採取した組織で作成した懸濁液のなかには，抗原である*P. acnes*が存在していることが推測される．Ebeらはサルコイドーシス患者のみが免疫反応を示す*Propionibacterium*属の抗原を探索し，その結果，RP35蛋白がサルコイドーシス患者で特異的に発現していることを報告した．さらにRP35はサルコイドーシス患者のperipheral blood mononuclear cell(PBMC)の増殖を促進することを報告した[17]．またFurusawaらは*P. acnes*の生菌とサルコイドーシス患者のPBMCを共培養することで，IL-2の産生が促進されることを報告している[18]．

眼科領域(硝子体)における免疫反応

眼サルコイドーシス患者の眼内免疫反応には，T細胞(特にCD4細胞)やマクロファージが関与し，Th1型の炎症性サイトカインを産生している．硝子体液においては，炎症性サイトカイン，とりわけIP-10が高値であることが報告されている．IP-10はサルコイドーシスに罹患した患者血清で上昇することが知られている．その働きは活性化Th1細胞に関連して，さらなるTh1細胞の遊走を促進する[19]．眼サルコイドーシスを疑い，手術すべき病態では，硝子体液や血清のIP-10を測定することで診断の補助になる可能性がある．しかし，サルコイドーシス以外でも硝子体内のサイトカイン濃度は上昇するため，疾患を集めサルコイドーシスに特異的なバイオマーカーを探索する必要がある．

さらに眼サルコイドーシスの眼内液サイトカインの種類は病態と相関しており，黄斑浮腫が軽度のものでは急性期サイトカインである，IL-1ra，IL-4，IL-8，IFN-gamma，IP-10，MIP-1beta，RANTEs等が高値であることに対し，黄斑浮腫が高度のものでは，PDGF-BB，IL-12，G-CSF，VEGF等，血管透過性亢進するサイトカイン濃度が高い傾向であった[7]．

治療法について

眼科領域では，眼サルコイドーシスの治療にコルチコステロイド(局所・全身)を使用している．眼科領域以外でも，コルチコステロイドを中心とし，時にはメソトレキセート等の免疫抑制療法を選択している．近年は，コルチコステロイドでコントロールできない場合や，コルチコステロイドの副作用が出現した場合，免疫抑制薬や生物学的製剤を使用する．

眼サルコイドーシスには治療手順があり，コルチコステロイドを中心とした治療法が推奨されている．Phase 1とphase 2に分けられており，phase 2はphase 1で炎症コントロールのできなかった症例を対象にした治療手順である．Phase 1ではコルチコステロイドの局所または全身投与を中心とした治療であり，コルチコステロイド薬を増減しながら治療を進める．Phase 2では，コルチコステロイド薬の増減治療が困難であった症例を対象に，シクロスポリンや免疫抑制薬，生物学的製剤の使用を積極的に用いて治療する手順が示されている．

さらに近年，本稿でも述べたようにサルコイドーシスは，*P. acnes*感染による免疫反応による可能性があることから，すべての免疫抑制治療に抵抗性があり，また呼吸器感染を疑う所見があれば，抗生剤を使用することもある．抗生剤の種類としては，*P. acnes*に感受性のあるマクロライド系抗生物質であるクラリスロマイシンやテトラサイクリン系抗生物質であるミノサイクリンを選択する．ミノサイクリンは*P. acnes*が病態に関与する尋常性乾癬(ニキビ)の治療に用いられ，有効性があることが報告されている．さらにBabaらがミノサイクリンとクラリスロマイシンを併用し，ステロイドで治療困難であった肺病変が改善されたと報告している[20]．眼科領域でもParkらがサルコイドーシス眼瞼炎をミノサイクリンで治療が可能であったと報告している．眼サルコイドーシスに対する抗生物質による治療は報告が少なく，今後治療抵抗性のあるサルコイドーシスには，抗生剤の使用も考慮する必要があるかもしれない．

まとめ

サルコイドーシスによるぶどう膜炎は，種々の検査(硝子体液解析でCD4/CD8比が3.5以上)で診断が可能となってきた．そして近年，サルコイドーシスの発症に関与する可能性のある病原菌が探索され，候補となる病原菌(*P. acnes*)が特定されつつある．治療はこれまでのコルチコステロイド薬，免疫抑制薬，生物学的製剤を使用し，難治性の病態には*P. acnes*感染による過剰な免疫反応の可能性があるため，抗生物質の使用も検討する．

文　献

1) Goto H, Mochizuki M, Yamaki K, et al：Epidemiological survey of intraocular inflammation in Japan. Jpn J Ophthalmol, **51**：41-44, 2007.
2) Ohguro N, Sonoda KH, Takeuchi M, et al：The 2009 prospective multi-center epidemiologic survey of uveitis in Japan. Jpn J Ophthalmol, **56**：432-435, 2012.
3) Sonoda KH, Hasegawa E, Namba K, et al：Epidemiology of uveitis in Japan：a 2016 retrospective nationwide survey. Jpn J Ophthalmol, **65**：184-190, 2021.
4) Herbort CP, Rao NA, Mochizuki M：International criteria for the diagnosis of ocular sarcoidosis：results of the first International Workshop On Ocular Sarcoidosis(IWOS). Ocul Immunol Inflamm, **17**：160-169, 2009.
5) Mochizuki M, Smith JR, Takase H, et al：Revised criteria of International Workshop on Ocular Sarcoidosis(IWOS) for the diagnosis of ocular sarcoidosis. Br J Ophthalmol, **103**：1418-1422, 2019.
6) Sugita S, Ogawa M, Shimizu N, et al：Use of a comprehensive polymerase chain reaction system for diagnosis of ocular infectious diseases. Ophthalmology, **120**：1761-1768, 2013.
7) Nagata K, Maruyama K, Uno K, et al：Simultaneous analysis of multiple cytokines in the vitreous of patients with sarcoid uveitis. Invest Ophthalmol Vis Sci, **53**：3827-3833, 2012.
8) Davis JL, Chan CC, Nussenblatt RB：Diagnostic vitrectomy in intermediate uveitis. Dev Ophthalmol, **23**：120-132, 1992.
9) Davis JL, Miller DM, Ruiz P：Diagnostic testing of vitrectomy specimens. Am J Ophthalmol, **140**：822-829, 2005.
10) Davis JL, Viciana AL, Ruiz P：Diagnosis of intraocular lymphoma by flow cytometry. Am J Ophthalmol, **124**：362-372, 1997.
11) Kojima K, Maruyama K, Inaba T, et al：The CD4/CD8 ratio in vitreous fluid is of high diagnostic value in sarcoidosis. Ophthalmology, **119**：2386-2392, 2012.

Summary　眼サルコイドーシスにおける硝子体内細胞の CD4 陽性 T cell/CD8 陽性 T cell の比が 3.5 よりも高ければサルコイドーシスである．

12) Goto H, Usui Y, Umazume A, et al：*Propionibacterium acnes* as a possible pathogen of granuloma in patients with ocular sarcoidosis. Br J Ophthalmol, **101**：1510-1513, 2017.
13) Homma JY, Abe C, Chosa H, et al：Bacteriological investigation on biopsy specimens from patients with sarcoidosis. Jpn J Exp Med, **48**：251-255, 1978.
14) Nagata K, Eishi Y, Uchida K, et al：Immunohistochemical Detection of Propionibacterium acnes in the Retinal Granulomas in Patients with Ocular Sarcoidosis. Sci Rep, **7**：15226, 2017.
15) Yasuhara T, Tada R, Nakano Y, et al：The presence of Propionibacterium spp. in the vitreous fluid of uveitis patients with sarcoidosis. Acta Ophthalmol Scand, **83**：364-369, 2005.
16) Negi M, Takemura T, Guzman J, et al：Localization of propionibacterium acnes in granulomas supports a possible etiologic link between sarcoidosis and the bacterium. Mod Pathol, **25**：1284-1297, 2012.
17) Ebe Y, Ikushima S, Yamaguchi T, et al：Proliferative response of peripheral blood mononuclear cells and levels of antibody to recombinant protein from Propionibacterium acnes DNA expression library in Japanese patients with sarcoidosis. Sarcoidosis Vasc Diffuse Lung Dis, **17**：256-265, 2000.
18) Furusawa H, Suzuki Y, Miyazaki Y, et al：Th1 and Th17 immune responses to viable Propionibacterium acnes in patients with sarcoidosis. Respir Investig, **50**：104-109, 2012.
19) Agostini C, Cassatella M, Zambello R, et al：Involvement of the IP-10 chemokine in sarcoid granulomatous reactions. J Immunol, **161**：6413-6420, 1998.
20) Baba K, Yamaguchi E, Matsui S, et al：A case of sarcoidosis with multiple endobronchial mass lesions that disappeared with antibiotics. Sarcoidosis Vasc Diffuse Lung Dis, **23**：78-79, 2006.

MB OCULI. No. 104：33－39, 2021

特集／硝子体混濁を見逃さない！

ぶどう膜炎 (HTLV-1 関連ぶどう膜炎：HAU)

中尾久美子*

Key Words： ヒトTリンパ球向性ウイルス1型／ヒトT細胞白血病ウイルス(human T-lymphotropic virus type 1/human T-cell leukemia virus type 1：HTLV-1)，HTLV-1関連ぶどう膜炎(HTLV-1-associated uveitis：HAU)，顆粒状硝子体混濁(granular vitreous opacity)，HTLV-1関連脊髄症(HTLV-1-associated myelopathy：HAM)，甲状腺機能亢進症(hyperthyroidism)

Abstract： HTLV-1関連ぶどう膜炎(HAU)はhuman T-lymphotropic virus type 1(HTLV-1)に感染したリンパ球によって引き起こされる眼内の免疫反応によるぶどう膜炎である．既知のぶどう膜炎を除外し，血清のHTLV-1抗体が陽性の場合HAUと診断する．このためHAUと診断してもHTLV-1キャリアに他の原因によるぶどう膜炎が発症している可能性が残ることに留意する必要がある．女性に多く，片眼性が多い．急性に発症し飛蚊症やかすみを訴える．HAUに特徴的な所見として顆粒状の硝子体混濁，網膜血管や中心窩に白色顆粒の付着がみられる．ステロイド治療に反応して寛解し，再発することがあるが，慢性に経過することはない．甲状腺機能亢進症で治療しているHTLV-1キャリアにHAUが発症しやすい．また，HAUを発症したキャリアは一般のキャリアに比べてHTLV-1関連脊髄症の発症頻度が高いことが示唆されている．

HTLV-1について

1．HTLV-1とは

Human T-lymphotropic virus type 1/human T-cell leukemia virus type 1(HTLV-1)は主にCD4Tリンパ球に感染するレトロウイルスである．感染すると細胞のゲノムにウイルス遺伝子が組み込まれ，プロウイルスとして感染細胞中に長期にわたり存在・維持され，感染者はキャリアとなる．キャリアのほとんどは無症状のまま一生を終えるが，一部が成人T細胞白血病(adult T-cell leukemia：ATL)，HTLV-1関連脊髄症(HTLV-1-associated myelopathy：HAM)，HTLV-1関連ぶどう膜炎(HTLV-1-associated uveitis：HAU)[1)2)]を発症する．

* Kumiko NAKAO，〒890-8544 鹿児島市桜ヶ丘8-35-1 鹿児島大学医歯学総合研究科眼科，准教授

2．HTLV-1の疫学・感染経路

全国の感染者数は1988年では推定126万人であったが，2008年の厚生労働省研究班の実態調査では約108万人と推定されている．日本国内の浸淫地域は九州，四国，沖縄等の西南日本が主であり，この他に，紀伊，東北，北陸，北海道の特に海岸線地帯に比較的感染者の多い地域がある．2008年の実態調査では，感染者のなかに占める九州・沖縄地区の割合が減少し，感染者が全国へ拡散していること，感染者の実数としては，首都圏と関西圏が九州・沖縄地区に次いで多数存在することが指摘されている[3)]．

主な感染経路は母子感染，性行為感染(主に男性から女性への感染)である．1986年以前には輸血を介した感染も存在したが，献血者の抗体スクリーニングにより輸血による感染はほぼなくなっている．

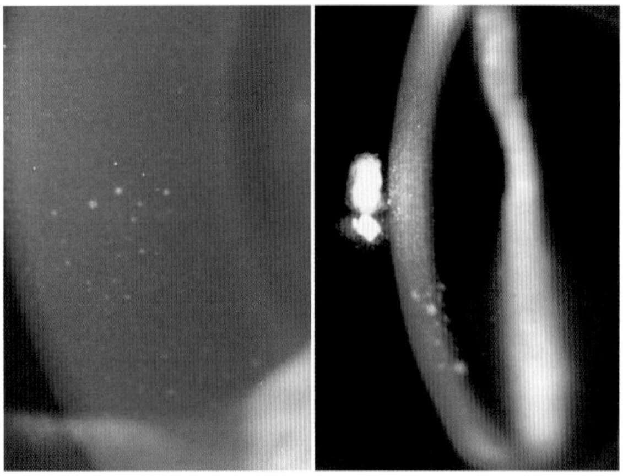

図 1． HAU の角膜後面沈着物
みじん状～顆粒状または小さな豚脂様を呈することが多い．

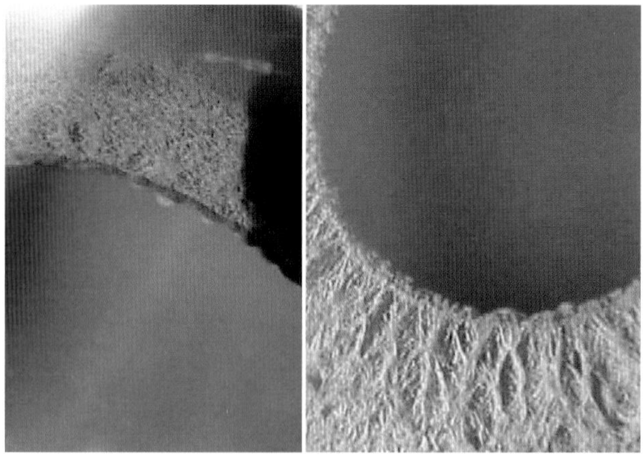

図 2． HAU の瞳孔縁虹彩結節
瞳孔縁に小さな結節がみられることがある．

HAU の病態

HAU は感染性ぶどう膜炎に分類されるが，サイトメガロウイルス網膜炎や急性網膜壊死などの他のウイルス性ぶどう膜炎と異なり，眼組織にウイルスが感染してぶどう膜炎を発症するわけではない．眼内に滲出した HTLV-1 感染リンパ球によって引き起こされる免疫反応が HAU の病態と考えられている．このため「HTLV-1 関連ぶどう膜炎」と名付けられた．HAU の有病率は HTLV-1 キャリア 10 万人あたり 90 人と推定されており[4]，ごく一部のキャリアが HAU を発症するが，HAU の発症要因は不明である．

HAU の臨床像

HAU は女性に多く，小児から高齢者まで発症するが，30～60 歳代に好発する．片眼性，両眼性のどちらもあるが，片眼が多い．急性に発症し，軽度～中等度の霧視や飛蚊症を訴える[5)6)]．

1．眼所見

1）前眼部所見

毛様充血や結膜充血はみられないことが多く，あっても軽度である．角膜後面沈着物はみじん状～顆粒状または小さい豚脂様を呈する（図 1）．前房混濁は軽度から中等度で，フレアを伴う強い混濁を呈することはほとんどない．稀に瞳孔縁にケッペ結節をみることがあるが，ブサカ結節や隅角結節はみられない（図 2）．虹彩後癒着や周辺虹彩前癒着を起こすことはほとんどない．

2）硝子体所見

軽度～中等度の硝子体混濁がみられる．硝子体混濁はみじん状や顆粒状を呈し，顆粒状硝子体混濁は HAU の特徴の 1 つと考えられる[5)6)]．顆粒状混濁は眼底後極の網膜面近くにみられることが多い（図 3）．光干渉断層計（OCT）で剝離した後部硝子体膜に顆粒状混濁がみられることがある（図 4）．みじん状硝子体混濁を呈する場合でも，部分的に顆粒状や小塊を呈することが多い．最初みじん状だった硝子体混濁が経過中に一部顆粒状に変化することもある（図 5）．

3）眼底所見

顆粒状硝子体混濁と同様の白色顆粒が網膜表面に付着することがある[7)]．顆粒は網膜血管に沿って付着することが多く，しばしば中心窩にも付着する（図 6）．赤外線画像で顆粒付着がよりわかりやすくみえることがある（図 7）．硝子体混濁のため通常の眼底検査や眼底写真では顆粒付着がわからない場合でも，OCT の撮影により顆粒付着が確認されることがある（図 8）．稀に網膜血管に白鞘がみられることもあるが，通常，網膜や脈絡膜に滲出性病変はみられない．視神経乳頭は軽度の発赤や浮腫がみられることもあるが，異常を示さないことが多い．

2．経　過

ステロイド治療によく反応し，ほとんどの場合は続発症や合併症を起こさずに数週間～数か月で

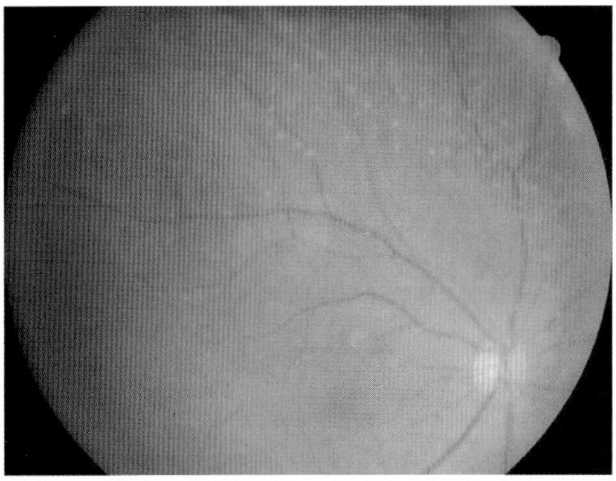

図 3. HAU の顆粒状硝子体混濁
アーケード血管上方の網膜近傍に顆粒状硝子体混濁がみられる.

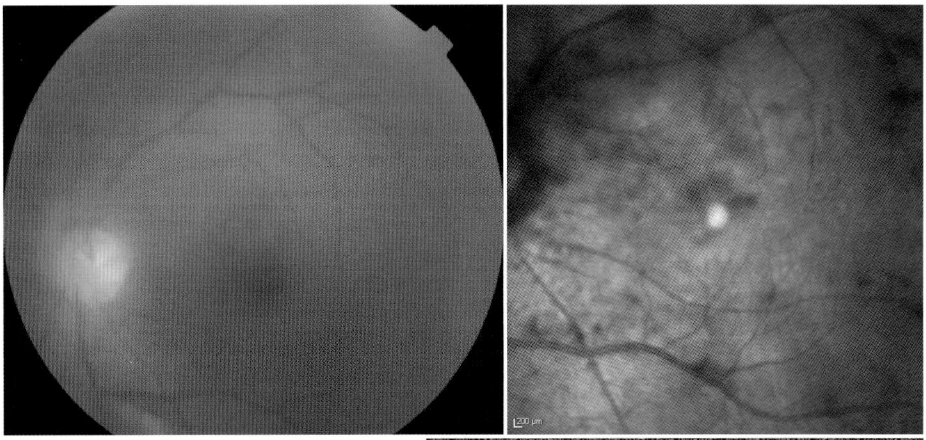

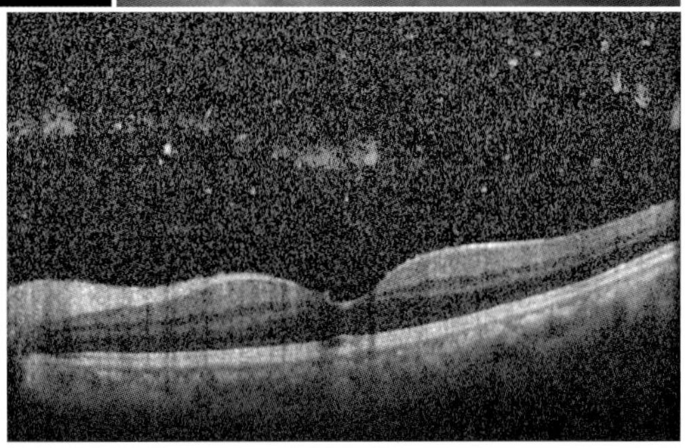

a｜b
c

図 4.
HAUのみじん状および顆粒状硝子体混濁
a：中等度のみじん状硝子体混濁があり，一部は顆粒状を呈している.
b：赤外線画像では顆粒状硝子体混濁がより明確に観察される.
c：OCT で後部硝子体膜に沿うように顆粒状硝子体混濁がみられる.

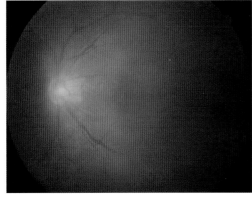

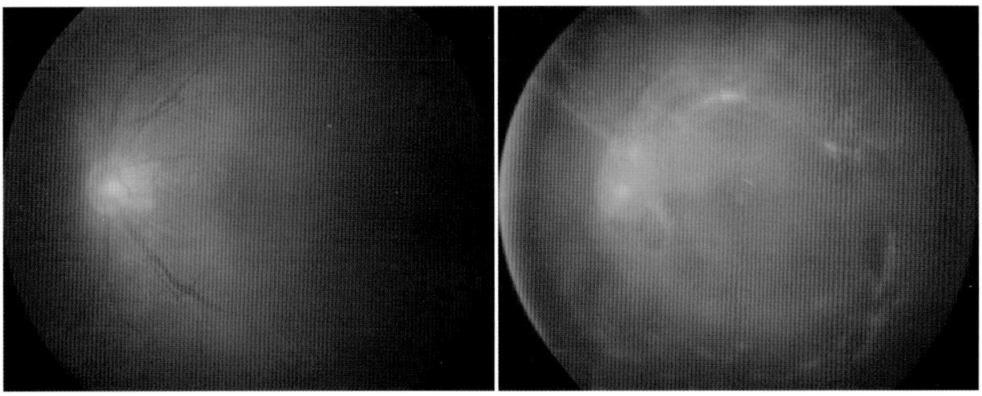

a｜b

図 5. HAU の硝子体混濁の変化
a：みじん状の硝子体混濁がみられる.
b：4 日後の眼底写真. 硝子体混濁が一部集簇し顆粒状に変化している.

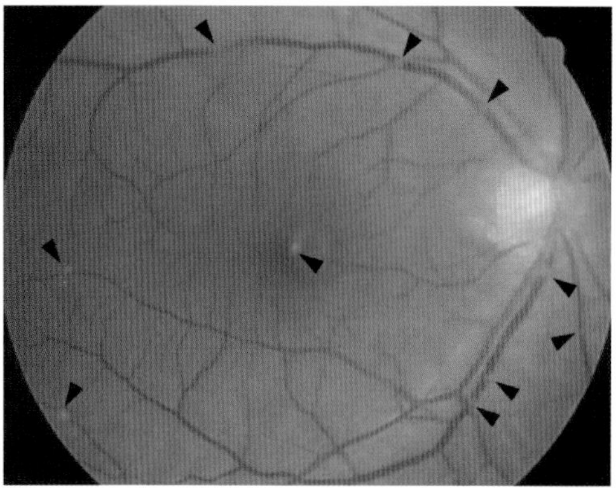

図 6. HAU の網膜への顆粒付着①
白色顆粒が網膜血管表面や中心窩に付着（矢頭）している.

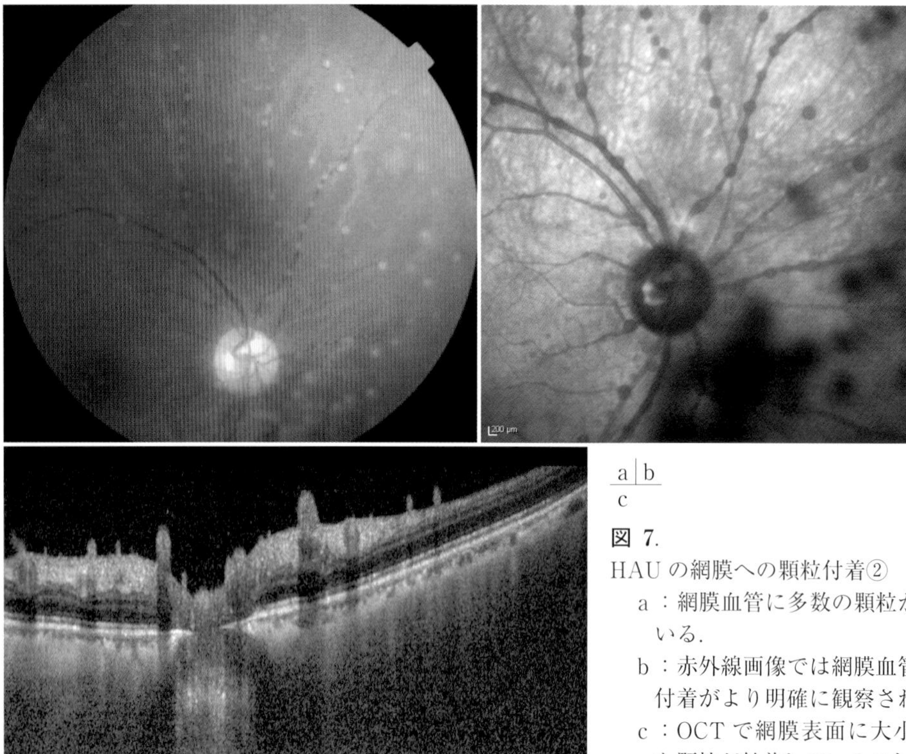

a｜b
c

図 7.
HAU の網膜への顆粒付着②
a：網膜血管に多数の顆粒が付着している.
b：赤外線画像では網膜血管への顆粒付着がより明確に観察される.
c：OCT で網膜表面に大小さまざまな顆粒が付着していることがわかる.

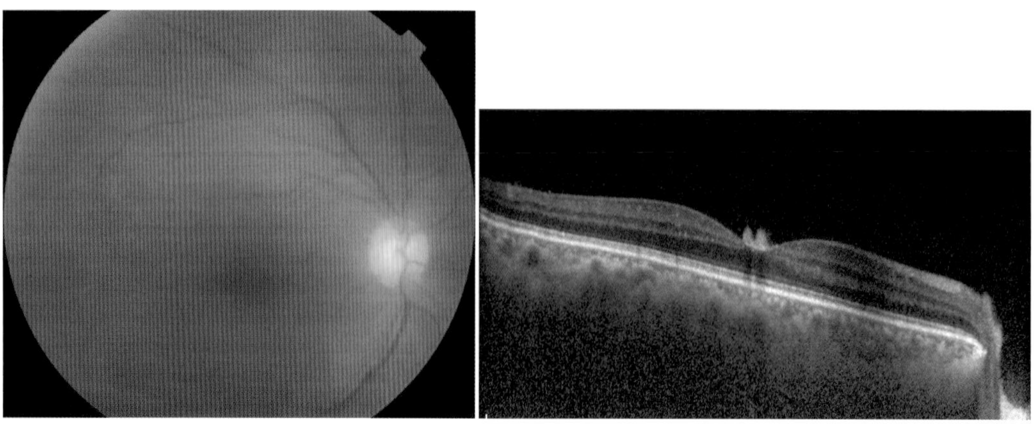

図 8. HAU の網膜への顆粒付着③

a｜b

a：みじん状の硝子体混濁があり，眼底に明らかな異常は確認できない.
b：OCT により中心窩に顆粒付着が確認される.

寛解し，視力予後は良好である．再発が30～40%にみられる[5)6)]．再発を繰り返す症例もあるが，慢性に経過することはない．

3．全身合併症

1）成人T細胞白血病（ATL）

ATLは母子感染から数十年経過後にHTLV-1感染T細胞が悪性化して発症する白血病またはリンパ腫である．年間発症率はキャリア1,000人に1人で，HTLV-1キャリアが生涯においてATLを発症する危険性は5%程度と考えられている．男性にやや多く，発症年齢の中央値は60代後半で，40歳未満での発症は稀である．HAUを発症した症例が後にATLを発症する可能性はあるが，すでにATLを発症している症例では免疫能が低下しているので，免疫反応によって起こるHAUを発症することはないと考えられる．

2）HTLV-1-associated myelopathy（HAM）

HAMはHTLV-1による慢性進行性の痙性脊髄麻痺を示す疾患である．女性に多く，母子感染だけでなく，輸血，性交による感染でも発症する．年間発症率はキャリア30,000人に1人で，HTLV-1キャリアが生涯においてHAMを発症する危険性は0.25%程度と考えられている．症状は緩徐進行性の両下肢痙性不全麻痺で，下肢筋力低下と痙性による歩行障害を示す．排尿困難，頻尿，便秘等の膀胱直腸障害が病初期よりみられる．HAMを発症している症例にHAUを発症することがある．また，HAUを発症して数年～十数年後にHAMを発症することもある[8)]．

3）甲状腺機能亢進症

理由はまだ不明だが，甲状腺機能亢進症がありチアマゾール内服治療をしているHTLV-1キャリアはHAUを発症しやすい[9)]．甲状腺機能亢進症の治療を中断して治療を再開するたびにHAUを発症した症例があり，偶然の合併ではなく何らかの関連があると考えられている．

HAUの診断

1．HAUの診断基準

血清抗HTLV-1抗体陽性で，かつ既知のぶどう膜炎を除外診断できる場合にHAUと診断する．通常HTLV-1抗体の測定にはゼラチン粒子凝集法または化学発光酵素免疫測定法（CLEIA法）で十分であるが，確認が必要な場合にはウエスタンブロット法を行う．除外診断が前提となるので，HAUと診断してもHTLV-1キャリアに発症した他の原因によるぶどう膜炎である可能性が残ることに留意する．HAUに通常みられない眼所見や経過を示す場合は診断の再検討を要する．

2．前房水抗HTLV-1抗体の診断的意義

HAMでは髄液抗HTLV-1抗体陽性が診断に重要視されており，髄液の抗HTLV-1抗体の検出だけで診断には十分であるとされているが，HAUの場合，キャリアであればHAU以外のぶどう膜炎でも前房水や硝子体液に抗HTLV-1抗体が検出されるので，単に眼内液に抗HTLV-1抗体が検出されただけでは診断的意義はない．ただし，HAUでは眼内液HTLV-1抗体率（眼内液抗体価／眼内液IgG量）／（血清抗体価／血清IgG量）の上昇が報告されており，抗体率の診断的意義が示唆されている[10)]．

3．前房水HTLV-1プロウイルスDNAの診断的意義

キャリアであればHAU以外のぶどう膜炎でも眼内液中にHTLV-1プロウイルスDNAが検出される可能性があり，前房水や硝子体にHTLV-1プロウイルスDNAが検出されただけでは診断的意義はない[10)]．

4．鑑別すべき疾患

1）サルコイドーシス

サルコイドーシスによるぶどう膜炎の眼所見はHAUに類似するところがあるが，サルコイドーシスでみられる豚脂様角膜後面沈着物や雪玉状硝子体混濁はHAUにみられるものより大きく，HAUにはみられない網膜静脈周囲炎や網脈絡膜

滲出斑がみられることが多い．両眼性で慢性に経過する点もHAUと異なる．胸部X線撮影やアンジオテンシン変換酵素等の全身検査により鑑別する．

2）ATLに伴う日和見感染やATL細胞眼内浸潤

ATLを発症している症例にぶどう膜炎がみられる場合は，HAUよりもまずサイトメガロウイルス網膜炎などの日和見感染や白血病細胞の眼内浸潤を疑う．網脈絡膜病変がみられることが多い点や，ステロイド治療に反応しない点がHAUと異なる．

HAUの治療

HTLV-1に対する抗ウイルス薬はないが，HAUの治療に抗ウイルス薬は必要ない．HAUはHTLV-1感染リンパ球に対する免疫反応であるので，治療には副腎皮質ステロイド薬が有効である．炎症の程度にあわせてステロイド薬の点眼・眼周囲注射・内服を選択する．軽度の硝子体混濁であればベタメタゾン点眼のみでも治療可能である．中等度以上の硝子体混濁であればデキサメタゾンまたはトリアムシノロンの後部テノン嚢下注射を併用する．局所治療で寛解することがほとんどで，内服まで必要となることは少ない．

HTLV-1感染の告知

HTLV-1に感染していることを患者に告知する際には，HTLV-1についての正しい知識(ウイルスの性質，感染経路，疫学的事項，関連する疾患等)をわかりやすく説明し，HTLV-1感染を知らせることで不安にさせないよう努めることがとても大切である．患者向けのパンフレット「よくわかる 詳しくわかるHTLV-1」(https://www.mhlw.go.jp/bunya/kenkou/kekkaku-kansenshou19/dl/htlv-1_f.pdf)などを活用すると良い．現在のところATLやHAMの発症を予防する方法はなく，HTLV-1キャリアであることが判明したことによって生活を変える必要はないが，持病がある場合は，HTLV-1キャリアであることを主治医に伝えておくとHTLV-1関連疾患の早期発見に役立つ可能性がある．特に抗がん剤や免疫抑制剤の治療を受ける場合は，治療に影響する可能性もあるので，主治医に話しておくことを勧める．HAMでは早期診断と早期の治療開始が症状の進行抑制につながり，長期的にみてとても重要であるが，通常，HAMは徐々に症状が進行するため発病早期は日常生活にあまり支障を感じていないことも多く，診断が遅くなりがちである．HAUを発症したキャリアは一般のキャリアに比べてHAMの発症が高いことが示唆されているので[9]，HAU発症例にはHAMの発症率が一般のキャリアより高いことやHAMの初発症状について説明しておくことが望ましい．

文　献

1）Nakao K, Ohba N, Matsumoto M：Noninfectious anterior uveitis in patients infected with human T-lymphotropic virus type Ⅰ. Jpn J Ophthalmol, **33**：472-481, 1989.
Summary HTLV-1によりぶどう膜炎HAUが発症することを初めて報告した論文．
2）Nakao K, Matsumoto M, Ohba N：Seroprevalence of antibodies to HTLV-Ⅰ in patients with ocular disorders. Br J Ophthalmol, **75**：76-78, 1991.
3）Satake M, Yamaguchi K, Tadokoro K：Current prevalence of HTLV-1 in Japan as determined by screening of blood donors. J Med Virol, **84**：327-335, 2012.
4）中尾久美子，大庭紀雄：鹿児島県における内因性ぶどう膜炎の実態．日眼会誌，**100**：150-155, 1996.
5）Nakao K, Ohba N：Clinical features of HTLV-Ⅰ associated uveitis. Br J Ophthalmol, **77**：274-279, 1993.
6）Ohba N, Nakao K, Isashiki Y, et al：Clinical features of HTLV-Ⅰ associated uveitis determined in multicenter collaborative study. Study Group for HTLV-Ⅰ Associated Ocular Diseases. Jpn J Ophthalmol, **38**：168-174, 1994.
7）Nakao K, Ohba N：HLTV-1 associated uveitis

revisited : characteristic grey-white, granular deposits on retinal vessels. Br J Ophthalmol, **80** : 719-722, 1996.
Summary HAU の特徴である網膜血管への顆粒付着について記載した論文.
8) Nakao K, Ohba N, Nakagawa M, et al : Clinical course of HTLV-Ⅰ-associated uveitis. Jpn J Ophthalmol, **43** : 404-409, 1999.
9) Nakao K, Abematsu N, Sakamoto T : Systemic disease in patients with HTLV-1-associated uveitis. Br J Ophthalmol, **102** : 373-376, 2018.
Summary HAU 症例の全身的予後について検討した論文.
10) 中尾久美子, 伊佐敷 靖, 宇都美幸ほか : HTLV-1 associated uveitisの前房水抗HTLV-1抗体. 日眼会誌, **98** : 866-871, 1994.

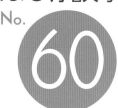

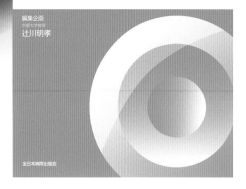

MB OCULI. No. 104：41－46, 2021

特集／硝子体混濁を見逃さない！

ぶどう膜炎(仮面症候群)

OCULISTA

林田　陽[*1]　長谷川英一[*2]

Key Words： 仮面症候群(masquerade syndrome)，ぶどう膜炎(uveitis)，硝子体混濁(vitreous opacity)，眼内悪性リンパ腫(intraocular lymphoma)，中枢神経系原発悪性リンパ腫(primary center nervous system lymphoma：PCNSL)

Abstract：眼内悪性リンパ腫はぶどう膜炎様の眼症状を呈し，診断を誤る，または診断に時間を要するリスクの高い疾患である．従来の細胞診に加えて，眼内液のサイトカイン検査や硝子体手術時の灌流液を用いた病理検査等，診断技術の向上がみられる．また，化学療法や放射線療法等の治療法の進歩により全体的な生存期間は延長している一方，高齢者においてはその限りでなく，未だにその予後は非常に不良である．眼症状を契機に診断に至ることもあり，早期の診断・治療において眼科医に求められる役割は大きい．確定診断や治療に際しては脳神経外科や血液内科をはじめとした複数診療科との連携が必要なことも多く，悪性リンパ腫の疑われる症例は速やかな専門機関受診が望ましい．

はじめに

仮面症候群とは，原疾患の症状や所見が他の疾患に類似している場合に用いられる名称であり，臨床像がぶどう膜炎に類似する眼内悪性リンパ腫はその代表疾患の1つである．

眼内悪性リンパ腫には，眼や中枢神経を原発として病変を生じる場合と，全身性の悪性リンパ腫が眼内に病変を生じる場合とがある．ベール状・オーロラ状の硝子体混濁を呈する硝子体型，網膜下に黄白色の斑状病巣を形成する眼底型に大別され，特に前者は原因不明のぶどう膜炎としてステロイドによる治療で経過観察され，診断までに時間を要してしまうケースもある．

ステロイド治療に反応不良な非感染性ぶどう膜炎様の臨床所見を呈する症例では特に本症を疑う必要がある．本稿では，眼内悪性リンパ腫の診断や治療について解説する．

疫　学

眼内悪性リンパ腫の頻度は眼内腫瘍の1％未満と稀な疾患であるが，米国では最近15年間で約3倍の増加が報告されている[1]．国内におけるぶどう膜炎の疫学調査においても，仮面症候群(眼内悪性リンパ腫)は2002年では原因の1％であったが，2016年の調査では2.5％と増加傾向がみられる[2]．

平均発症年齢は50～60歳代で，2：1で女性に多く，人種差はないとされる．サルコイドーシスは好発年齢が類似する点や全身性のリンパ節腫脹をきたしうる点等，代表的な鑑別疾患であり，両者の合併を含め関連性を示唆する報告も少なくない[3]．

[*1] Akira HAYASHIDA，〒812-8582　福岡市東区馬出3-1-1　九州大学大学院医学研究院眼科学分野
[*2] Eiichi HASEGAWA，同，助教

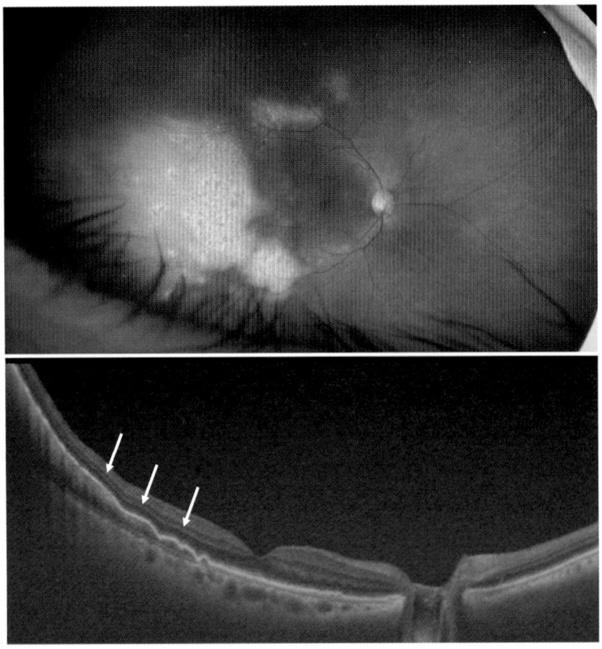

図 1.
眼内悪性リンパ腫の広角眼底写真(a)および広角光干渉断層計(OCT)画像(b)
80歳代，男性．色素上皮下(矢印)に黄白色の隆起性病変を認める．

症　状

初発の眼症状は視力低下，霧視，飛蚊症が主である．眼外症状として，運動失調，頭痛，めまいや見当識障害等の中枢神経症状が出現することがある．

臨床所見

眼内悪性リンパ腫の臨床像は約70%が両眼性であり，代表的な所見は硝子体混濁と網膜下浸潤病変である．腫瘍細胞が脈絡膜に浸潤すると黄白色で浮腫状に混濁する．虹彩毛様体炎や脈絡膜炎等がみられる症例もあるが，角膜後面沈着物の所見等でぶどう膜炎との鑑別は困難である．前房蓄膿を伴う場合もあり，炎症の程度は個々によりさまざまである．

硝子体混濁は約90%にみられる最も高頻度な病変であり[4]，大型の細胞を伴う索状・ベール状あるいはオーロラ状の硝子体混濁がみられる．また，眼底に黄白色滲出斑や隆起性病変がみられ，小型の病変が散在しドルーゼン様にみえることもある．光干渉断層計では色素上皮とBruch膜との間に充実性病変を認める(図1，2)．

悪性リンパ腫は自家蛍光が強いことが知られており，浸潤病変部位の自発蛍光像は高輝度である(図3)．

病変は無血管であるため，フルオレセイン蛍光眼底造影検査では初期から後期にかけて低蛍光である．色素上皮障害がある部位はwindow defectによる過蛍光がみられることもある(図4)．インドシアニングリーン蛍光眼底造影検査では脈絡膜の充溢遅延に伴う斑状の低蛍光を認めることがある．

検査所見

本疾患が疑われる場合，前房水を用いたサイトカイン測定(IL-10/6比＞1)や，混濁除去による視機能向上を兼ねた硝子体生検，免疫グロブリン重鎖JH遺伝子再構成，細胞表面マーカー等の検査を行う[4]．

眼病変が先行して診断が確定された場合は，中枢神経系リンパ腫の有無を確認する．すでに中枢神経系リンパ腫を発症している場合には，内科での全身化学療法を優先する．

全身化学療法に際して，悪性細胞の検出が必要であるが，硝子体手術で採取される検体は微量で，塗抹細胞診での検出率は低い．近年，硝子体手術時に回収した眼内灌流液を用いたセルブロッ

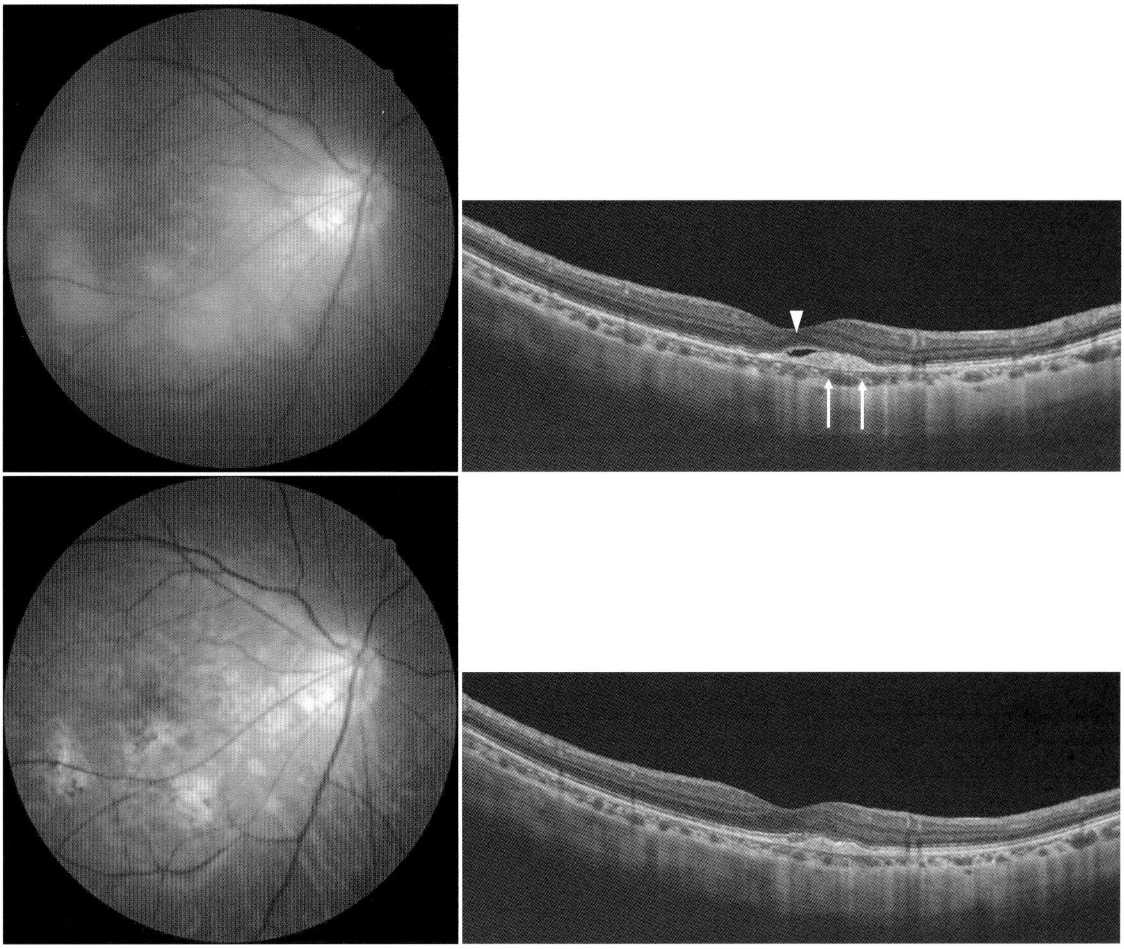

a | b
c | d

図 2. 治療前後の眼底写真およびOCT

40歳代，女性．硝子体手術，メトトレキサート(MTX)硝子体注射を行った．

a，b：治療前．色素上皮とBruch膜との間に充実性病変(矢印)を認める．滲出性変化(矢頭)を伴っていた．

c，d：治療後．病変は縮小・瘢痕化している．色素上皮障害は萎縮巣として観察される．

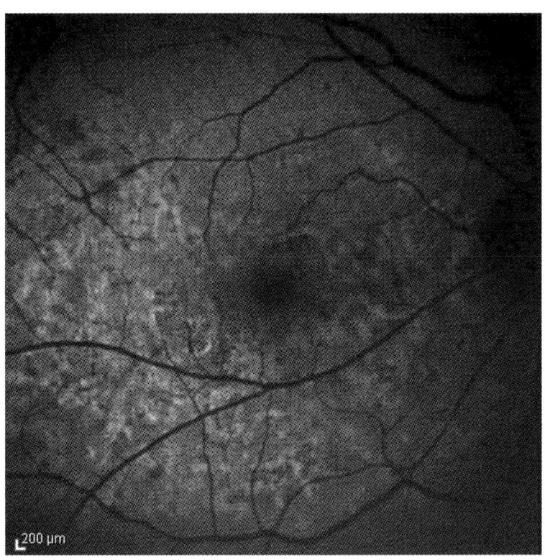

図 3. 眼底自発蛍光像

40歳代，女性(図2と同一症例)．黄斑周囲の高輝度病変を認める．

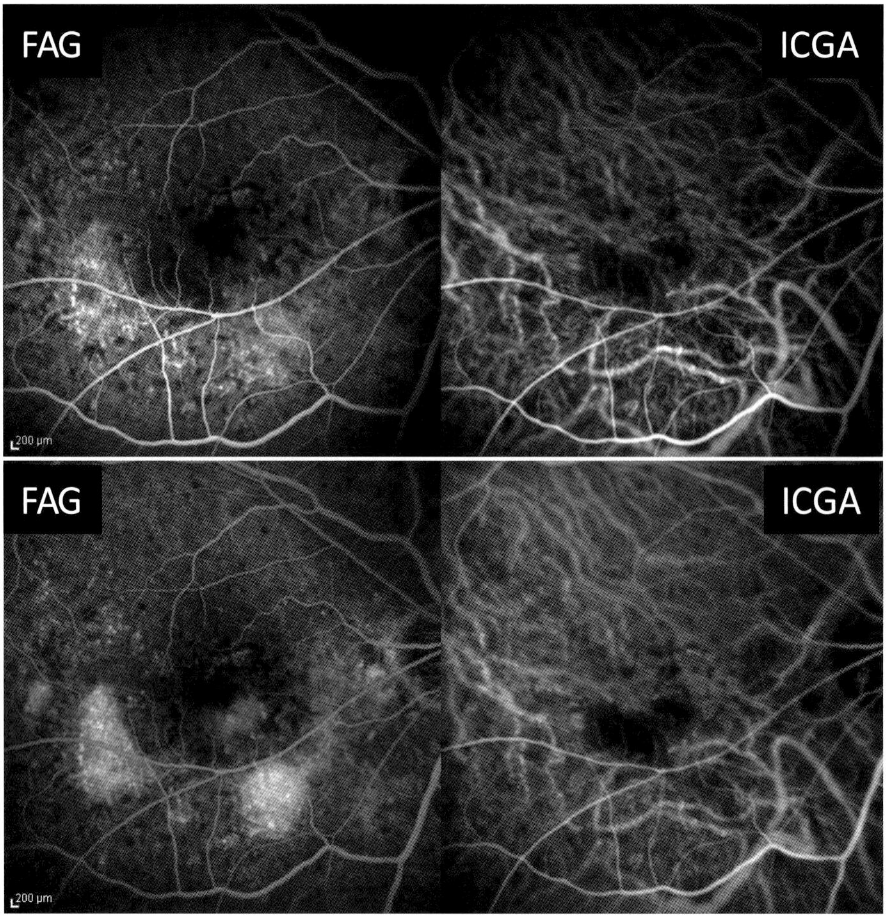

図 4. 蛍光眼底造影検査

a
b

早期相(a)よりフルオレセイン蛍光眼底造影(FAG)ではwindow defectによる過蛍光を認めた.
インドシアニングリーン蛍光眼底造影(ICGA)では前～後期相(b)にかけて過蛍光や蛍光漏出を認めなかった.

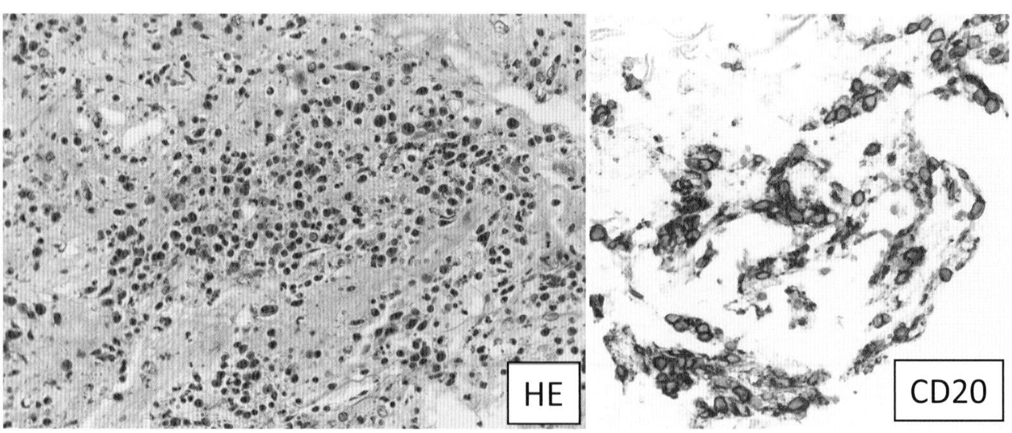

図 5. 病理像

硝子体手術で得られた灌流液よりセルブロックを作成した.
大型の異型リンパ球が増殖し，免疫染色ではCD20，CD79a陽性であった.

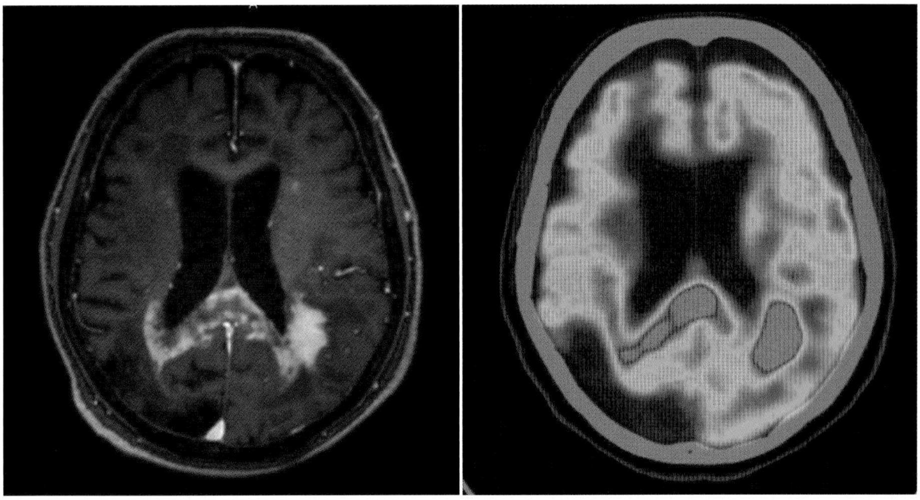

a|b

図 6. 頭部画像検査

造影MRI(a)で脳梁〜側脳室周囲の頭頂葉白質に内部均一の不整形増強病変を認め，脳転移が示唆された.
PET-CT(b)では同部位にフルオロデオキシグルコース(FDG)の異常集積を認めた.

ク法による細胞診により検出率が向上した[5]．セルブロック法は免疫染色を用いた病理学的診断にも適しており，組織型の判定に有用である(図5)．眼外にリンパ腫を疑う腫瘤を認める場合，その部位からの生検も検討されるが，全身麻酔やその後予想される化学療法に耐えうる予備能の有無を考慮する必要がある．

眼内悪性リンパ腫の組織型として，びまん性大細胞型B細胞リンパ腫(Diffuse large B-cell lymphoma：DLBCL)が最多で，日本血液学会の臨床分類で中悪性度またはアグレッシブリンパ腫(無治療での予後が月単位で進行する)に分類され[6]，早期の診断・治療開始が求められる．T細胞型は稀である．

病変の広がりは治療選択・予後予測に大きく影響し，頭部MRIや全身のPET-CTは眼外病変の検索に有用である．治療後であっても中枢神経系病変の発症は少なくなく，定期的な頭部MRIでのフォローアップも必要である(図6)．

治療

眼病変に対して，局所化学療法または局所放射線療法を行う．以前，放射線療法は標準的な治療法であったが，再発のリスクや再発時に再度照射できない問題があり，現在は化学療法を選択することが多い．

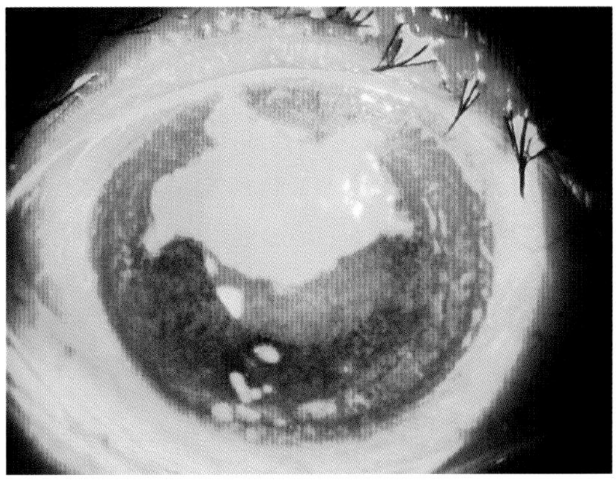

図 7. 前眼部写真

MTX硝子体注射により角膜上皮障害を生じたが，休薬期間に点眼加療で改善した.

局所化学療法として，メトトレキサート(methotrexate：MTX)の硝子体注射が主に用いられる．MTX(400 μg/0.1 ml)をデカドロン注射液またはオキシグルタチオンで溶解し投与する．当院では，導入期には1週間に2回投与を4週間，維持療法として週に1回を数週間，月に1回を半年ほど行うが，全国的に統一されたプロトコルはない．副作用として，薬剤性の角膜上皮障害の頻度が高い(図7)．

眼内悪性リンパ腫に対する治療は，眼病変については局所療法に反応良好である場合が多いが，眼内悪性リンパ腫の約60～90％で数年以内に発症する中枢神経系原発悪性リンパ腫(primary central nervous system lymphoma：PCNSL)に対して予防効果がなく，生存期間の延長には寄与しない[7)8)]．中枢神経病変は生命予後に直結するため，年齢や全身状態が許せば，全身化学療法や放射線療法の併用も検討される．

Kaburakiらの報告では，MTX眼内注射，全身化学療法，全脳放射線照射の併用によって脳播腫を4年間12％まで低減できたとされ[9)]，今後の標準的治療となる可能性がある．一方，PCNSLの治療成績は，過去数十年の間に大幅に改善され全患者の全生存期間の中央値は1970年代の12.5か月から2010年代の26か月へと向上したが，70歳以上の生存期間は1970年代の6か月に対して2010年代は7か月とほとんど変化していないという報告もあり[10)]，高齢者への治療選択には限界があることも推察される．

おわりに

悪性リンパ腫は生命予後の不良な疾患であり，眼病変を端緒に発見されることも多いため，眼科医の果たすべき役割は大きい．治療に当たっては当該科との連携が不可欠であり，診断にも特殊な検査が必要であるため，本疾患を疑った場合，早期に対応可能な施設への紹介を行うことが肝要である．

文　献

1) Sagoo MS, Mehta H, Swampillai A, et al：Primary intraocular lymphoma. Surv Ophtalmol, **59**：503-516, 2014.
2) Sonoda KH, Hasegawa E, Namba K, et al：Epidemiology of uveitis in Japan：a 2016 retrospective nationwide survey. Jpn J Ophthalmol, **65**：184-190, 2021.
Summary　我が国で2016年4月～2017年3月の1年間に66病院に初診したぶどう膜炎患者の疾患別頻度の多施設研究の報告．
3) Jammal TE, Pavic M, Gerfaud-Valentin M, et al：Sarcoidosis and Cancer：A Complex Relationship. Front Med, **7**：594118, 2020.
4) Kimura K, Usui Y, Goto H, et al：Clinical features and diagnostic significance of the intraocular fluid of 217 patients with intraocular lymphoma. Jpn J Ophthalmol, **56**：383-389, 2012.
5) Kase S, Namba K, Iwata D, et al：Diagnostic efficacy of cell block method for vitreoretinal lymphoma. Diagn Pathol, **11**：29, 2016.
6) 日本血液学会：造血器腫瘍診療ガイドライン2018年版補訂版.
http://www.jshem.or.jp/gui-hemali/2_soron.html，最終閲覧：2021年6月28日.
7) Frenkel S, Hendler K, Siegal E, et al：Intravitreal methotrexate for treating vitreoretinal lymphoma：10 years of experience. Br J Ophthalmol, **92**：383-388, 2008.
8) Grimm SA, McCannel CA, Omuro AM, et al：Primary CNS lymphoma with intraocular involvement：International PCNSL Collaborative Group Report. Neurology, **71**：1355-1360, 2008.
9) Kaburaki T, Taoka K, Matsuda J, et al：Combined intravitreal methotrexate and immunochemotherapy followed by reduced-dose whole-brain radiotherapy for newly diagnosed B-cell primary intraocular lymphoma. Br J Haematol, **179**：246-255, 2017.
10) Mendez JS, Ostrom QT, Gittleman H, et al：The elderly left behind-changes in survival trends of primary central nervous system lymphoma over the past 4 decades. Neuro Oncol, **20**：687-694, 2018.

MB OCULI. No. 104：47－51, 2021

特集／硝子体混濁を見逃さない！

内因性眼内炎(細菌，真菌)

OCULISTA

杉田直大*

Key Words： 内因性眼内炎(endogenous endophthalmitis)，中心静脈カテーテル(central venous catheter)，肝膿瘍(liver abscess)，カンジダ(*Candida*)，クレブシエラ(*Klebsiella*)

Abstract：内因性眼内炎は，眼組織以外の先行する感染巣から血行性に細菌もしくは真菌が眼内へ移行し，眼内炎を生じたものである．その診断は難しいことも多いうえ，診断が遅れれば高度の視機能障害のみならず生命予後にも影響する．原因不明の眼内炎症をみたときに常に鑑別診断に本症を入れ，積極的な問診や検査を行う必要がある．本症が疑われ，高度の硝子体混濁を伴う場合，積極的な硝子体手術が勧められる．

はじめに

眼内炎という言葉は眼内の炎症を意味するが，臨床上は眼内の細菌および真菌感染を指す．非感染性の眼内炎症やウイルスおよび寄生虫による感染は，通常ぶどう膜炎の範疇に含まれる．

眼内炎は感染経路により外因性と内因性に大別されるが，内因性眼内炎は眼組織以外の感染巣から血行性に眼内へ細菌もしくは真菌が移行し眼内炎を生じたものである．内因性眼内炎は眼内炎の20％以下とされ[1]，比較的稀な疾患であるが，本症を疑って問診や検査を行わなければ診断は難しく，診断が遅れると高度の視機能障害のみならず生命予後にも影響する．

細菌性の原因は多岐にわたり，原因となる病巣の検索を含めて眼科での対応が必要となることも多い．真菌性はほとんどが*Candida*による中心静脈カテーテル汚染からの真菌血症が原因である．

本稿では，硝子体混濁の原因となる内因性眼内炎の診断に必要な検査，鑑別診断，治療方針について解説する．

* Naohiro SUGITA，〒889-1692　宮崎市清武町木原5200　宮崎大学医学部眼科，助教

診断に必要な検査

外因性眼内炎は穿孔性眼外傷後や内眼手術後であったり，感染性角膜炎を伴っていたりと，初見時に感染が想起可能な状況であることが多い．これに対し内因性眼内炎は通常，初見時に感染を想起するのが難しいことも多い．

内因性眼内炎の患者背景としては糖尿病，中心静脈カテーテル留置や経静脈薬物使用，悪性疾患，自己免疫疾患やHIV感染，臓器移植後等の免疫不全状態等があり[2]，原因不明の眼内炎症，硝子体混濁をみた場合は積極的に患者背景の聴取を行う必要がある．

1．内因性細菌性眼内炎

内因性細菌性眼内炎は眼内炎のうち2～8％[3]と非常に稀である．内因性真菌性眼内炎が緩徐に進行するのに対し，細菌性は非常に急速に進行することもあるため注意が必要である．翌日には所見が大きく変化していることもあり，本症を疑う場合は緊急入院のうえ精査を進めることが望ましい．

眼科受診時の重篤度はさまざまであるが，眼所見としては前房蓄膿や前房内フィブリン，毛様充血，虹彩後癒着，硝子体混濁，網膜下膿瘍等があ

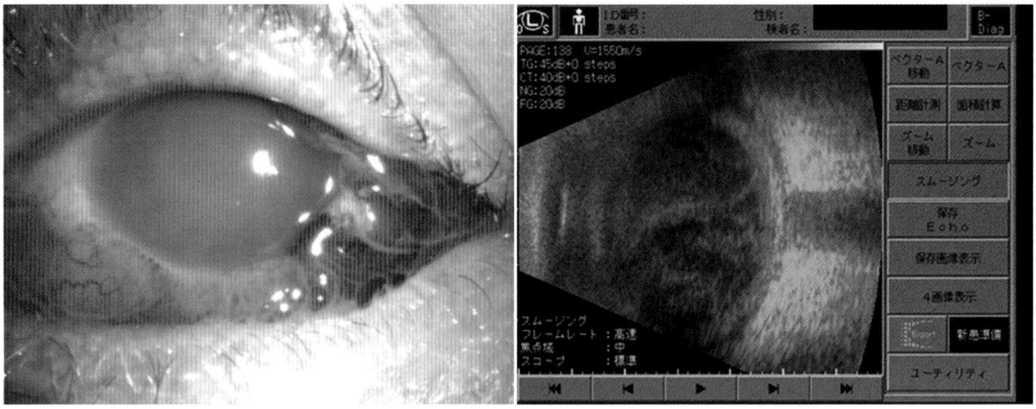

図 1. *Klebsiella pneumoniae* による内因性細菌性眼内炎
角膜および前房の混濁で眼内の透見は不良で，強い結膜浮腫を伴っている．
超音波 B モード検査では，硝子体腔に前方から後方までつながる索状物を認め，
強膜あるいは脈絡膜は肥厚していた．球後の低反射領域が視神経の低反射とつながり，T-sign 様となっている．

る．感染は後眼部から始まることがあるため，初期には毛様充血や眼痛，前房蓄膿等，感染を想起しやすい所見に乏しいこともあるが，翌日には急速に進行していることもあり，注意を要する．炎症所見を伴う硝子体混濁があり眼底透見ができない場合は，必ず超音波 B モード検査を行い，網膜下膿瘍を疑わせるような所見の有無や，強膜あるいは脈絡膜の肥厚の有無を検索する必要がある．

原病巣としては，肝膿瘍，肺炎，心内膜炎，軟部組織感染，尿路感染，髄膜炎等がある[2]．特にアジア人では *Klebsiella* による肝膿瘍が多いが[4]，肝膿瘍は特に全身症状に乏しいことがあり，注意を要する．実際当科で経験した肝膿瘍からの内因性眼内炎の症例も，初診時すでに著明な結膜浮腫を伴う全眼球炎であったものの，全身的には数日前に軽度の感冒症状を自覚したのみでバイタルサインに異常なく，血液培養にて *Klebsiella pneumoniae* が検出され，腹部エコーにて肝膿瘍を認め診断に至った(図 1)．また肝膿瘍以外においても，全身症状に乏しく，眼内炎の精査を進めていくなかで原発の感染巣が発見される例も珍しくない．一見健康そうで元気な方であっても，放置すれば致命的になる感染源がみつかる場合もあり，油断できない．血液検査の際に細菌性敗血症マーカーである血清プロカルシトニン値を測定しておけば，早期に細菌感染を疑うことができる．

2．内因性真菌性眼内炎

内因性真菌性眼内炎は，中心静脈カテーテル留置の増加に伴い 1982 年頃から増加しており[5]，そのほとんどが *Candida* 属によるものである．真菌血症から血行性に真菌が眼内に伝播し網脈絡膜に感染し，硝子体腔へ播種する．進行は亜急性または慢性であり，初見時に眼底が透見できないほどの硝子体混濁を認めることは少ない．*Candida* 血症における眼病変の発症頻度は 9～45％と高く[6]，眼科初診時にはすでに血液培養にて *Candida* 血症の診断がついていることも多い．補助診断として β-D-グルカンも有用である．深在性真菌症患者における β-D-グルカンの感度は 90％，特異度は 100％であるが，血液透析中や血液製剤の使用により偽陽性となることがある．

眼所見としては，眼底後極部を中心に類円形の白色斑の散在を認め，網膜出血や Roth 斑を伴うこともある(図 2)．眼底所見から本症を疑い，中心静脈カテーテル留置歴が聴取できれば診断は難しくないが，進行すると硝子体混濁により眼底透見が不能になることもある．初診時すでに両眼に高度の硝子体混濁を認め，眼底透見不能であった例を示す．本症例はイレウスおよび間質性肺炎で入院中に霧視を自覚し，近医眼科で硝子体混濁に対しベタメタゾン点眼を処方されていた．当科初診時の超音波 B モード検査で網膜結節影を伴う硝

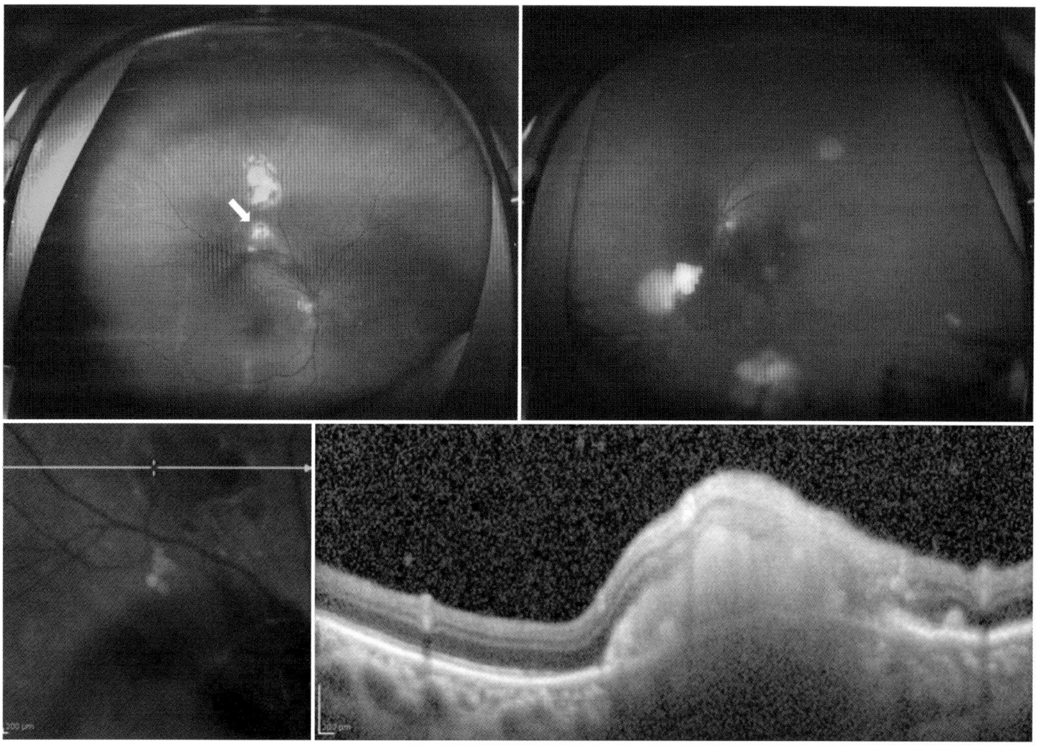

図 2. *Candida* 血症による内因性真菌性眼内炎の眼底像
72歳，女性．リウマチ性多発筋痛症に対しステロイド全身投与をされており，ステロイド糖尿病にも罹患していた．
眼底には出血を伴う白色斑が散在しており，硝子体混濁を伴っていた．白色斑部(白矢印)を OCT で撮影すると，病変が網膜下にあるのがわかる．

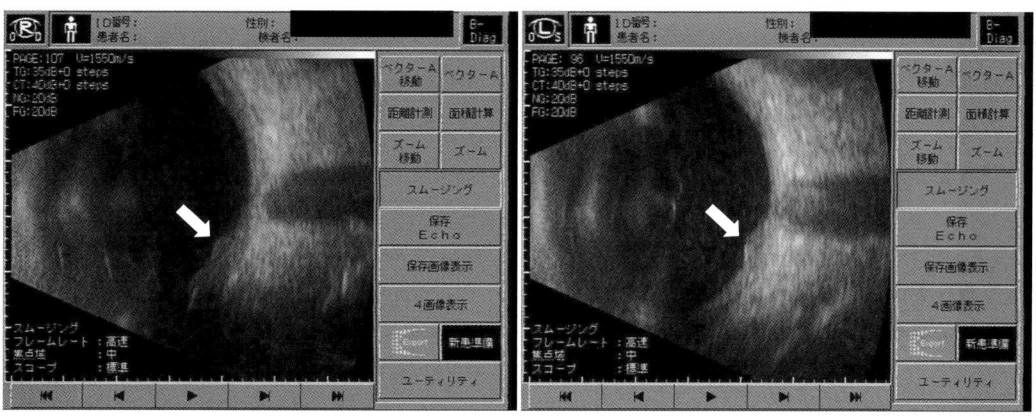

図 3. *Candida* 血症による内因性真菌性眼内炎の B-mode 像
77歳，女性．脊髄小脳変性症あり．イレウスに対し中心静脈カテーテル留置をされており，カテーテル先培養で *Candida albicans* が検出されていた．初診時すでに両眼とも眼底透見できず，B-mode では両眼とも網膜結節影(白矢印)を伴う硝子体混濁を認めた．

子体混濁を認め(図 3)，入院中の病院に問い合わせたところ中心静脈カテーテル先培養で *Candida albicans* の検出歴があった．

内因性眼内炎を疑った場合，原発巣が不明であればまず血液および尿検査，血液培養を行うが，血液培養は検出率向上とコンタミネーションの見極めのため，採血部位を変えて 2 セット以上採取することが推奨されている[7]．本邦では 2014 年の診療報酬改定において，血液培養検査複数セット採取が保険適用となっている．また，中心静脈カテーテルが留置されている場合は抜去し，カテーテル先の培養を行う．内因性細菌性眼内炎を疑う場合は，併せて胸腹部CTおよび心エコーを行い，早急な原病巣の特定に努める．

すぐに硝子体手術を行わない場合，前房水を採取し鏡検および培養を行うことで起炎菌を検出できることがあり有用である．前房水採取は，可能であれば抗菌薬による治療を開始する前に行っておくと検出率を上げることができる．当科ではPCRによる細菌および真菌DNAの検出も行っており，抗菌薬開始後で培養では起炎菌が検出されない例に対しても有効である．ただしPCRでは薬剤感受性試験ができないという問題もある．

鑑別診断

明らかな患者背景がない場合，初診時の診断が難しいことも多い．実際に細菌性内因性眼内炎の33%はぶどう膜炎，急性閉塞隅角緑内障，結膜炎，眼窩蜂窩織炎等と初期診断されている[2]．また，小児例は網膜芽細胞腫と初期診断されることが多い[2]．診断が遅れると視力予後のみならず眼球温存や生命予後にも影響するため，原因不明の眼内炎症をみた場合は必ず内因性眼内炎を鑑別診断に挙げるべきである．

治　療

内因性眼内炎は眼外に原病巣となる感染源があるため，抗菌薬や抗真菌薬の全身投与が必須である．

1．内因性細菌性眼内炎

起炎菌確定のための検体採取前に安易に抗菌薬を開始すると血液培養での陽性率が低下し，診断が遅れる可能性がある．本疾患が否定できない場合，眼科単科のクリニックや病院であれば，速やかに全身検索ができる総合病院等への紹介を検討する必要がある．

内因性細菌性眼内炎の治療で重要なのは硝子体手術である．硝子体手術は視力維持率を3倍増加させ眼球摘出率を1/3に減少すると報告されている[8]．硝子体手術を行うことで，①診断確定に必要な検体を直接採取できる，②眼内の病原菌数を一気に減らすことができる，③菌のみならずエンドトキシンの除去も可能，④眼内灌流液に抗菌薬を混入することで抗菌薬を眼内の隅々まで直接灌流できる等の効果が期待できる．硝子体手術時には，まず眼内灌流する前に硝子体検体を採取する．検体採取後は抗菌薬混入の眼内灌流液を用いて可能な限り隅々まで硝子体を切除するのが望ましいが，医原性裂孔が生じると膿瘍や出血等のために光凝固が困難で，シリコンオイル留置が必要となる場合もあるので，術中操作には細心の注意が必要である．

局所使用の抗菌薬の選択であるが，本邦における報告では内因性細菌性眼内炎の眼内液分離菌種の70%がグラム陰性菌との報告がある一方[9]，最近の報告では起炎菌の4割が*Staphylococcus aureus*との報告もあり[10]，これらをカバーしつつ抗菌スペクトルの広い薬剤を選択する．現在最も一般的な処方はバンコマイシン+セフタジジムの組み合わせである．硝子体手術時の眼内灌流液に用いる場合，バンコマイシンは20 μg/m*l*，セフタジジムは40 μg/m*l*の濃度となるよう調整する．硝子体手術が施行できない場合は硝子体内注射を施行するが，その際はバンコマイシン1 mg/0.1 m*l*，セフタジジム2 mg/0.1 m*l*を硝子体腔に注射する．近年，バンコマイシン眼内投与によるhemorrhagic occlusive retinal vasculitis（HORV）の報告[11]があることも知っておきたい．また，抗菌薬より広い抗菌スペクトラムを持ち，薬剤耐性を生じないといわれるポビドンヨードによる眼内炎治療も報告されている[12][13]．

すでに全眼球炎に至っており，視機能の改善が見込めない場合には，眼球摘出の適応となる．起炎菌がグラム陰性菌，特に*Klebsiella pneumoniae*の場合，全眼球炎から眼窩内膿瘍，視神経浸潤から頭蓋内進展をきたす場合があり[14]，眼球摘出等，積極的な外科的介入が勧められる．

2．内因性真菌性眼内炎

抗真菌薬の全身投与を行う．2014年に深在性真菌症の診断・治療ガイドラインが改訂され[6]，真菌性眼内炎についても詳細な記載があり有用である．抗真菌薬の選択は原病巣の担当診療科と相談し，ガイドラインに沿って決定する．初診時すでに高度の硝子体混濁を認め眼底透見不明である場合，病歴から内因性真菌性眼内炎が疑われれば硝子体手術を行うことが望ましい．硝子体手術時の眼内灌流液に抗真菌薬を混入することができる．フルコナゾールであれば20 μg/ml，アムホテリシンBであれば5～10 μg/mlの濃度となるように調整する．硝子体内に真菌が浸潤しているにもかかわらず，全身状態等の状況で硝子体手術ができない場合は，抗真菌薬の硝子体内注射を検討する．フルコナゾールであれば100 μg/0.1 ml，アムホテリシンBであれば5～10 μg/0.1 mlに調整し硝子体腔に注射する．

おわりに

内因性眼内炎について，診断に必要な検査，鑑別診断，治療について概説した．内因性眼内炎，特に細菌性眼内炎は日常遭遇する機会は少ないが，非常に進行が早く早急な対応が望まれる．本稿が内因性眼内炎の診断・治療の一助となり，内因性眼内炎で不幸な転機をたどる患者の減少につながれば幸いである．

文　献

1）Durand ML：Bacterial and fungal endophthalmitis. Clin Microbiol Rev, **30**(3)：597–613, 2017.

2）Jackson TL, Paraskevopoulos T, Georgalas I：Systematic review of 342 cases of endogenous bacterial endophthalmitis. Surv Ophthalmol, **59**：627–635, 2014.

3）Okada AA, Johnson RP, Liles WC, et al：Endogenous bacterial endophthalmitis：report of a ten-year retrospective study. Ophthalmology, **101**：832–838, 1994.

4）Danielescu C, Anton N, Stanca HT, et al：Endogenous Endophthalmitis：A Review of Case Series Published between 2011 and 2020. J Ophthalmol, 8869590, 2020.

5）石橋康久：内因性真菌性眼内炎の病期分類の提案．臨眼，**47**：485–489，1993.

6）深在性真菌症のガイドライン作成委員会：深在性真菌症の診断・治療ガイドライン 2014．協和企画，2014.

Summary　2014年に改訂されたガイドラインで，診療領域ごとに編集されおり，診断と治療をフローチャート化しているため，真菌性眼内炎の診療においても使いやすい．

7）Washington JA 2nd：Blood cultures：principles and techniques. Mayo Clin Proc, **50**：91–98, 1975.

8）Jackson TL, Eykyn SJ, Graham EM, et al：Endogenous bacterial endophthalmitis：a 17-year prospective series arld review of 267 reported cases. Surv Ophthalrnol, **48**：403–423, 2003.

9）秦野　寛，井上克洋，的場博子ほか：日本の眼内炎の現状―発症動機と起炎菌．日眼会誌，**95**：369–376，1991.

10）Todokoro D, Mochizuki K, Nishida T, et al：Isolates and antibiotic susceptibilities of endogenous bacterialendophthalmitis：A retrospective multicenter study in Japan. J Infect Chemother, **24**：458–462, 2018.

Summary　本邦において27年ぶりに行われた，細菌性内因性眼内炎の多施設調査報告．

11）Witkin AJ, Chang DF, Jumper JM, et al：Vancomycin-Associated Hemorrhagic Occlusive Retinal Vasculitis：Clinical Characteristics of 36 Eyes. Ophthalmology, **124**(5)：583–595, 2017.

12）Nakashizuka H, Shimada H, Hattori T, et al：Vitrectomy using 0.025% povidone-iodine in balanced salt solution plus for the treatment of postopereative endophthalmitis. Retina, **35**：1087–1094, 2015.

13）Nakashizuka H, Shimada H, Hattori T, et al：Intravitreal injection of 1.25% povidone indine followed by vitrectomy using 0.025% povidone iodine irrigation for treating endophthalmitis. Transl Vis Sci Technol, **8**：21, 2019.

14）地場達也，米山征吾，中込友美ほか：視神経経由で化膿性脳室炎に至った肝膿瘍由来転移性眼内炎の1例．日眼会誌，**119**：686–692，2015.

Contents

MB OCULI. No. 104：53－59, 2021

特集／硝子体混濁を見逃さない！

外因性眼内炎（外傷）

佐々木慎一*

Key Words： 外因性眼内炎（exogenous endophthalmitis），外傷性眼内炎（post traumatic endophthalmitis），穿孔性眼外傷（open globe injury），眼内異物（intraocular foreign body），抗菌薬硝子体内投与（intravitreal injection of antibiotics），硝子体手術（vitrectomy）

Abstract： 外因性眼内炎は感染の程度によっては重篤な視機能障害をきたすことから，硝子体混濁の原因として外因性眼内炎を鑑別することが重要である．穿孔性眼外傷に伴って発症する例が多く，眼内異物を伴う場合は特に眼内炎のリスクが高くなる．通常は外傷歴から外因性眼内炎を想起することは比較的容易である．ただし眼表面の損傷が軽微な場合や，眼内異物がごく小さな場合には，硝子体混濁の原因が不明となることもあり，受傷エピソードを詳細に聴取することが必要である．グラム陽性球菌による眼内炎が多いが，*Bacillus cereus* による眼内炎は極めて予後が不良である．初期治療の遅れが眼内炎リスクの増加につながることから，迅速な対応が必要である．通常は抗菌薬投与と硝子体手術による治療を行う．

はじめに

硝子体混濁の原因として外因性眼内炎がある．外因性眼内炎は外界の感染源が直接眼内に持ち込まれることによって発症する．感染の程度によっては重篤な視機能障害をきたすことから，硝子体混濁の原因として外傷性眼内炎を鑑別することは重要である．広義にはその原因により外傷性眼内炎，術後眼内炎，角膜潰瘍による眼内炎等に分類されるが，ここでは主に硝子体混濁の原因となる外傷性眼内炎について述べる．

外傷性眼内炎

外傷性眼内炎は多くの場合，穿孔性眼外傷に引き続いて発症する．穿孔性眼外傷で眼内炎を合併する割合は3～10％と報告により幅があるが[1]，ほとんどが労働作業時の事故によるもので，圧倒的に男性に多い．穿孔とともに硝子体腔に起炎菌が持ち込まれることにより，多くは急性細菌性眼内炎として発症する．起炎菌としては常在菌である表皮ブドウ球菌に代表されるコアグラーゼ陰性ブドウ球菌や連鎖球菌等のグラム陽性球菌が多いが，外傷では複数菌種の同時感染もみられる．

他の眼内炎と異なる特徴として，外傷性眼内炎では *Bacillus cereus* の割合が高い[2)3)]．*Bacillus cereus* は土壌や汚水中等，自然界に広く存在するグラム陽性桿菌で，環境菌として外傷時に眼内に侵入する．強い毒素産生能により多くの場合で極めて予後不良である[4)]．*Bacillus* 角膜炎から角膜穿孔して眼内炎に至ることもあるため[5)]，注意が必要である．なお植物外傷では真菌性眼内炎をきたす場合もある．

硝子体内に細菌汚染をきたした後，感染が成立すれば一般に数時間のうちに網膜血管炎を生じる．その後硝子体混濁を生じて，進行例では眼底透見困難となる．ただし外傷眼では前房出血や水

* Shin-ichi SASAKI，〒683-8504　米子市西町 36-1　鳥取大学医学部眼科，講師

晶体損傷の影響，穿孔創もしくは異物による網膜挫滅部位からの硝子体出血の影響で，眼底透見性が不良となり術前には眼内炎の診断が困難なことも多い．

眼内異物

穿孔性眼外傷で眼内異物を認める場合，眼内炎リスクが有意に高い[6]．金属異物が多いが，ガラス，プラスチック，睫毛等，多様である．爆発に伴う金属異物や高速で飛入する異物は，発熱して殺菌されるために眼内炎発症が少ないといわれている．ただし工場内での眼外傷や農作業時の外傷例等では異物が高度に汚染されている場合もあり，眼内炎をきたす例も少なくない．また銅異物は無菌でも眼内炎症を誘発する．なお穿孔性眼外傷例のほとんどがゴーグル非着用者であり[7]，予防には作業時のゴーグル装着の徹底を啓発する必要がある．

鉄片異物が摘出されず眼内に長期残存した場合には，鉄イオンが溶出し眼球鉄錆症に至る．さらに長期経過では続発緑内障を発症することがあり[8]，注意が必要である．

手術適応

硝子体手術を行うタイミングにはさまざまな意見があるが，基本的には穿孔性眼外傷，特に眼内異物が判明した時点で，可能な限り早く手術を行う必要があると考える．

以前には眼内異物による眼内炎発生頻度を考慮すると，異物周囲を光凝固してから時間をおいて手術をしたほうが後部硝子体剝離の作製が容易で予後も良いとされた[9]．紛争で受傷した眼内異物が1か月程度と比較的長期間残存しても，抗菌薬投与により眼内炎や他の合併症なく良好な視機能を維持したとの報告[10]もこれを支持する．

しかしながら，初期治療の遅れや眼内異物の残存が眼内炎リスクの増加につながることや[11]，特に*Bacillus*眼内炎では臨床像の悪化が非常に早いことから，硝子体へのアプローチが比較的容易になった現在では，より迅速な対応が求められる．

検　査

1．問　診

職歴，外傷歴を含めて聴取する．穿孔創の状況によっては外傷そのものがわかりにくく，患者自身も外傷を自覚していない場合があるため，より詳細な病歴聴取が重要である．

なお外傷による症状でマスクされ，初診時には自覚症状から眼内炎の有無を判断することは困難である．

2．前眼部

穿孔性眼外傷を念頭に眼表面の損傷を精査する．眼球穿孔が明らかな場合，特に虹彩組織の挫滅や水晶体損傷がみられる場合には眼内異物を疑う必要がある．穿孔創から虹彩組織や硝子体の脱出を認めることがあり，愛護的に開瞼し診察する．角膜輪部や結膜上からの穿孔では，虹彩や水晶体には損傷を認めず，損傷が過小評価されることがあるので注意が必要である．

前房蓄膿がみられる場合には外傷性眼内炎を強く疑うが(図1)，穿孔性眼外傷では前眼部炎症が生じて前房内フィブリン析出を認めることもあるため，判断に迷う場合がある．

3．眼底検査

前眼部の損傷状態や，硝子体混濁の程度によっては眼底透見性が不良である．その場合は他の検査法に委ねる．

4．B モードエコー

硝子体混濁で眼底透見困難な症例では特に有用である．ただし穿孔性外傷眼により低眼圧をきたしている場合には，プローブによる眼球圧迫を避ける必要がある(図2)．なお出血によっても硝子体混濁を認めるが，経時的に混濁が増強する場合には感染を疑うべきである．

5．ERG

硝子体混濁眼で眼内炎を疑う場合，b 波減弱が網膜機能の予後推定に有用だが，外傷眼では検査が困難な場合も多い．

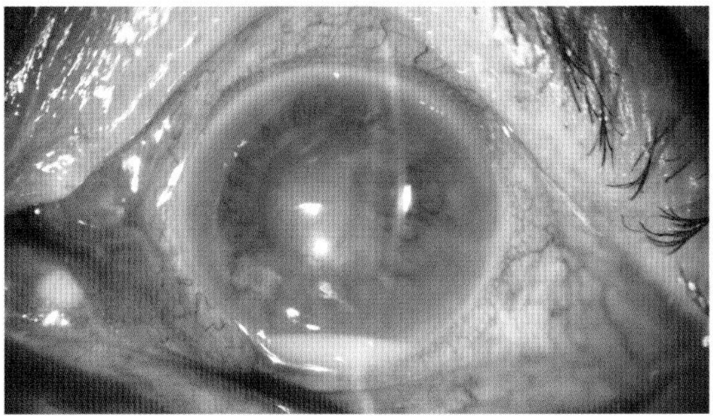

図 1.
角膜中央を穿孔した眼内異物の受傷翌日で前房蓄膿を認める.

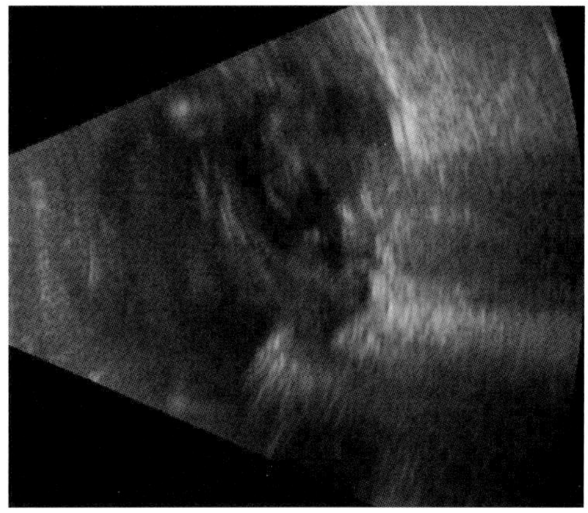

図 2.
眼内異物による硝子体出血，眼球虚脱眼．下方に異物陰影を認める.

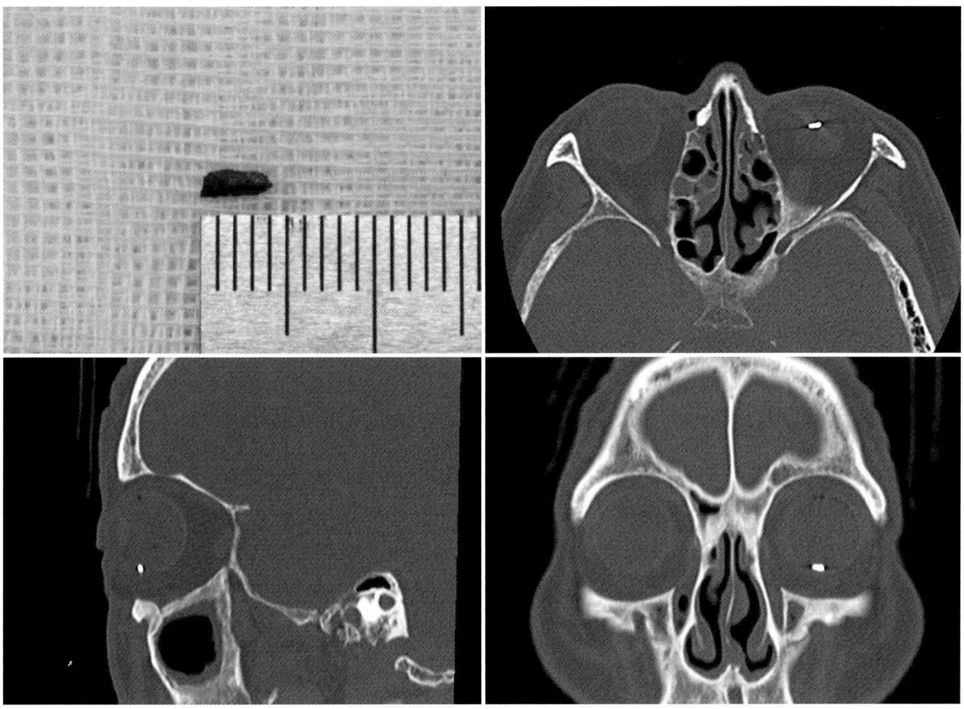

図 3. 症例 1 でみられた 4 mm 大の眼内鉄片異物

6．CT

眼内異物の検出に大変有用である．金属異物では強いアーチファクトを生じるが，thin slice での撮像を行い，3 方向から読影すると異物の状態が概ね判明する(図 3)．また眼球虚脱例では眼球の変形が確認できる．なお金属異物を疑う場合には MRI は禁忌である.

7．培　養

眼内に持ち込まれた起炎菌の同定には前房水や硝子体培養を行う．可能であれば術中抗菌薬による灌流を開始する前に硝子体サンプルを採取して，細菌培養を行う.

治　療

家兎眼に作製した *Bacillus* 眼内炎では，感染後

4時間以内のバンコマイシン硝子体投与が視機能維持に有効であり[12]，加えて4時間以内に硝子体切除を行った場合には，バンコマイシン投与単独の場合よりも良い結果が得られたとの報告がある[13]．これらは実験的データであり，すべての外傷性眼内炎が*Bacillus*眼内炎のように予後不良ではないが，このタイムコースを意識した対応が必要である．

1．抗菌薬投与

起炎菌が判明するまではempiric therapyとしての抗菌薬投与を行う．急性術後眼内炎と同様にバンコマイシンおよびセフタジジムの硝子体投与が外傷性眼内炎でも有効である[14][15]．術後眼内炎プロトコールに従って外来に常備すれば，緊急時にも使用しやすい．ただし外傷により眼球虚脱を認める場合には硝子体投与が困難な場合もある．そのほかに点眼，結膜下注射，全身投与を組み合わせて使用することが多い．

全身投与にはイミペネム／シラスタチン等，カルバペネム系の広域抗菌薬が使用されることが多い．レビューでは全身投与に受傷早期からのバンコマイシンとセフタジジムが有効とする報告，セフタジジムに代えてアミカシンを用いる報告，レボフロキサシン内服が有効で簡便との報告等がまとめられている[1]．また*Bacillus*眼内炎にはフルオロキノロン系やアミノグリコシド系が有効であり[4]，バンコマイシンも有効である[3]．起炎菌が判明し次第，definitive therapyを行う．なお硝子体切除を行う際には灌流液にも抗菌薬を添加する．

以下に代表的な処方例を示す．

- **点　眼**：フルオロキノロン系＋セフェム系の頻回点眼
- **結膜下注射**：バンコマイシン(5 mg/0.5 m*l*)またはトブラマイシン(20 mg/0.5 m*l*)
- **硝子体内投与**：バンコマイシン(1 mg/0.1 m*l*)＋セフタジジム(2 mg/0.1 m*l*)
- **硝子体内灌流**：バンコマイシン(10 mg/500 m*l*)＋セフタジジム(20 mg/500 m*l*)
  (濾過胞炎ガイドラインではこの10倍濃度の灌流液を使用している)
- **全身投与**：
  バンコマイシン(1 gを12時間ごと)＋セフタジジム(1 gを8〜12時間ごと)
  イミペネム／シラスタチン(0.5 gを8〜12時間ごと)
  レボフロキサシン(500 mg/日内服)

2．前眼部手術

穿孔創をwater tightに縫合閉鎖し，その後の白内障手術や硝子体手術に備える．前房を洗浄したのち，白内障がある場合は白内障手術を行う．水晶体穿孔ではすでに後嚢破損がある白内障手術として慎重な手術操作が必要となるが，核片が飛散してもその後に硝子体手術を行うため問題はない．角膜輪部や強膜からの穿孔で水晶体損傷がない場合は，白内障の有無により水晶体除去を選択する．眼内炎でのIOL挿入は推奨されていないが，術者の判断による．

3．硝子体手術

すでに硝子体混濁をきたしている場合や眼内異物を認める場合には，抗菌薬のみでは対応できず通常は硝子体切除を行う．異物除去に先立ち硝子体切除を行う．眼球虚脱で毛様体解離をきたしている場合があるため，出血や硝子体混濁で視認性が悪い場合は特に，インフュージョンカニューラが確実に硝子体腔に出ていることを確認してから硝子体切除を行う．

異物による網膜挫滅を認める場合，特に後部硝子体剝離がない場合には，術後に挫滅創からの増殖変化が生じ，網膜剝離や増殖硝子体網膜症を生じるため，可能な限り挫滅周囲の後部硝子体剝離を完成させるべきである．眼内炎の程度によっては網膜壊死を生じていることがあり，特に周辺硝子体処理では網膜損傷をきたす恐れがあり注意が必要である．

硝子体切除を行うことで，眼内汚染を除去して硝子体腔のクリアランスを改善し，さらに抗菌薬移行性が良くなる．また事前に抗菌薬を投与した際は，菌体破壊に伴い放出された毒素を除去することが可能である．

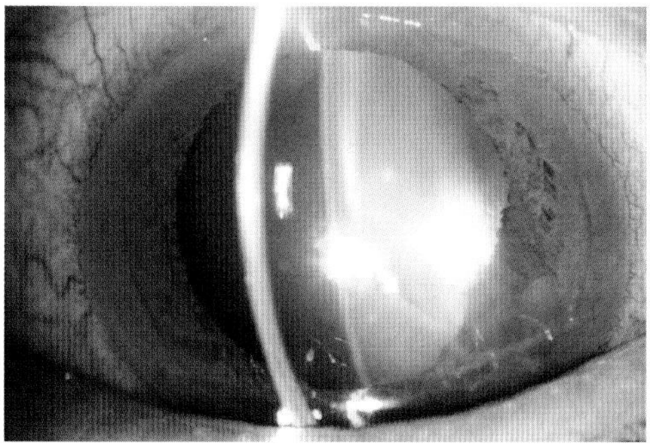

図 4. 症例 1 ①
左眼角膜耳側下方に角膜，虹彩，水晶体損傷を認める．

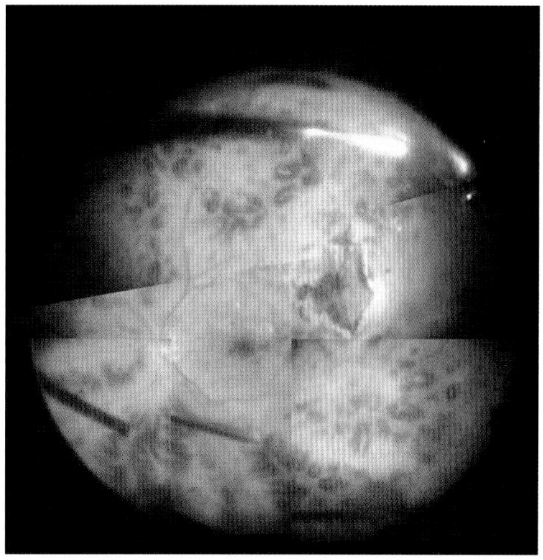

図 5. 症例 1 ②．硝子体手術所見の合成広角写真
網膜挫滅裂孔とびまん性網膜血管炎を認める．

4．異物除去

多くの場合トロッカーからは摘出不能であるので，毛様体扁平部に強膜創を作成して，硝子体鑷子で異物を直接把持して摘出する．その際，硝子体嵌頓による裂孔形成を予防するため，強膜創を作成した部位では入念に硝子体郭清を行う．異物が金属磁性体である場合には硝子体マグネットが有用である[16]．

水晶体損傷がある場合には前房に異物を誘導し，創口から異物を摘出することが可能である．水晶体損傷がない場合には，小さな異物であれば毛様体扁平部に強膜創を作成して摘出が可能であるが，作成できる強膜創のサイズには限界があり，大きな異物の摘出には困難を伴う．異物が大きく強膜創から摘出困難な場合や水晶体に干渉する場合には，意図的に水晶体を除去した後，後嚢を開窓し，創口から異物を摘出することも考慮する．

網膜挫滅周囲には光凝固を行い，必要に応じてタンポナーデを選択する．なお脈絡膜損傷部から血管新生を認めることがあり，術後も慎重な経過観察が必要である．

5．術後管理

硝子体切除後は血液網膜関門の破綻をきたしており，生理的な状態と比較して網膜への抗菌薬移行性が向上するため，術前にも増して抗菌薬の局所および全身投与が有効である．またステロイド薬，非ステロイド性抗炎症薬の点眼を行い，散瞳薬による瞳孔管理も必要である．なお進行した眼内炎所見を呈している場合には，抗菌薬による適切な感染制御が行われていれば，消炎目的にステロイド薬の全身投与を行うこともある．

症例 1：67 歳，男性

農作業中に鍬で石を叩いた破片で左眼を受傷．直後より視力低下あり．角膜創からの異物飛入を認め，虹彩および水晶体損傷を認めた(図 4)．硝子体出血で眼底はほぼ透見不能であったが，上方でうっすらと網膜血管炎がみられた．CT では硝子体腔に金属異物陰影を認めた(図 3)．角膜創を縫合閉鎖したのち，水晶体除去を行って，硝子体切除および異物の摘出を行った．水晶体除去後であったため，前房経由で強角膜創から硝子体マグネットで摘出した．眼底には広く網膜血管炎を認めた(図5)．3か月後に網膜損傷部の増殖から網膜剝離をきたして再手術を行った．培養陰性．術後視力(0.4)．

→農作業時の事故で器具が破損し，異物が眼内に飛入する場合がある．異物による外因性眼内炎には特に注意が必要である．

症例 2：17 歳，男性

当初は外傷歴が不明であったが強膜に穿孔を疑う所見があり(図 6)，前房炎症および網膜血管炎

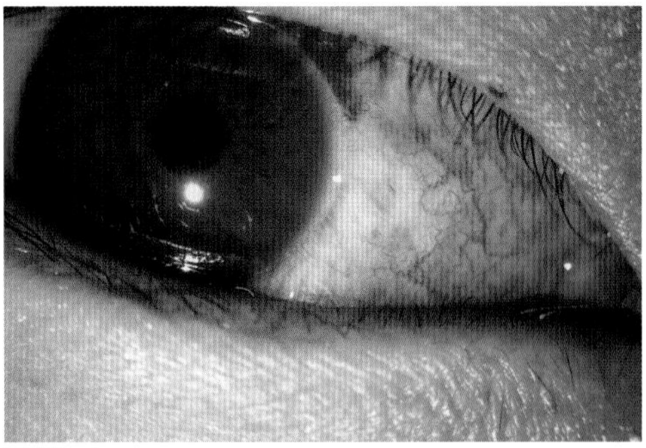

図 6. 症例 2 ①
鼻側輪部 2 mm の部位に強膜穿孔を疑う.

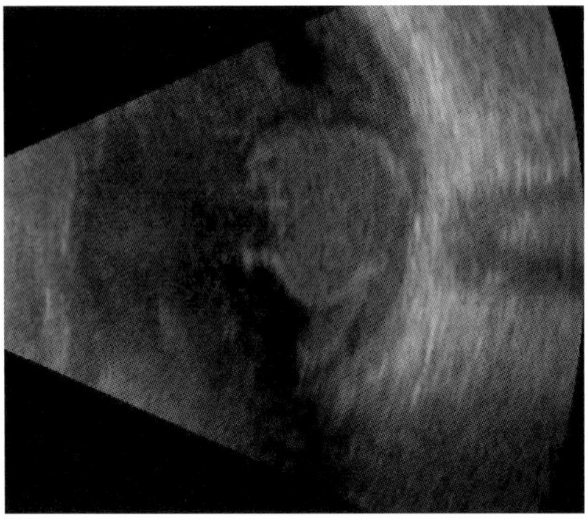

図 8. 症例 2 ③
乳頭上に強い硝子体混濁あり.

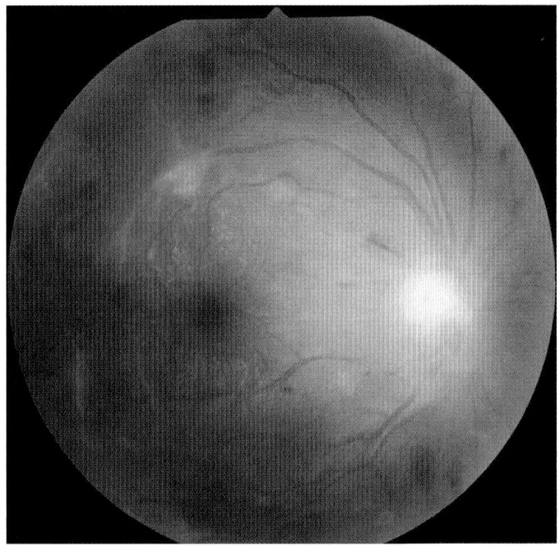

図 7. 症例 2 ②
網膜血管炎を認める.

を伴っていたため(図 7), 抗菌薬投与を行い入院のうえ慎重に経過観察した. 翌朝には高度の硝子体混濁を認め(図 8), 眼底透見不能となった. 詳しく病歴を聴取して, 焼き鳥の串で受傷したものと判明した.

強膜からの穿孔性眼外傷で水晶体損傷がなく, 若年症例であったため水晶体温存硝子体手術を選択した. 硝子体は高度に混濁しており, 網膜表面にも多量の白色塊を認め, 可及的に硝子体切除を行った. 硝子体培養からは口腔内常在菌である *Streptococcus parasanguinis* が検出され, 病歴とも矛盾なし. 術後視力(1.2).

高度の硝子体混濁を認めたが, 早急に硝子体手術を施行したことから, 良好な経過であった.

→穿孔創の状況によっては外傷そのものがわかりにくい場合があるため, 詳細な病歴聴取が重要である.

症例 3：28 歳, 男性

作業中に針金が勢いよく跳ねて右眼受傷. 強角膜裂創, 虹彩損傷および水晶体後嚢破裂を認め, 穿孔創から虹彩および硝子体の脱出あり(図 9). 強角膜縫合後, 白内障が進行したため後日二期的に水晶体再建術を行った際に, 前部硝子体に睫毛の迷入を認めた. 睫毛周囲には軽度硝子体混濁を認め, わずかに網膜血管炎がみられたため, 硝子体手術を行った. 培養陰性. 術後視力(1.2)

術前のエコーでアーチファクトと思われていた陰影が, 前部硝子体に迷入した睫毛であった可能性が高い(図 10).

→穿孔性眼外傷に伴って睫毛が硝子体腔に迷入する場合がある. 外傷歴からは想起しにくいが外因性眼内炎の原因となりうるため[14], 注意が必要である.

おわりに

外傷性眼内炎は, 眼内異物を伴う重症例では当初から持てる技術を総動員して対応する必要があり, その後の経過も初動に大きく左右されるため, 早期に適切な施設への連絡が肝要である. 逆に軽症例と思って眼内炎の可能性を疑わなければ, 軽微な損傷からは診断に至らない恐れがあり, やはり初動が重要である. 感染が重篤化すれば視機能に重大な影響を及ぼすことから, 忘れてはならない疾患である.

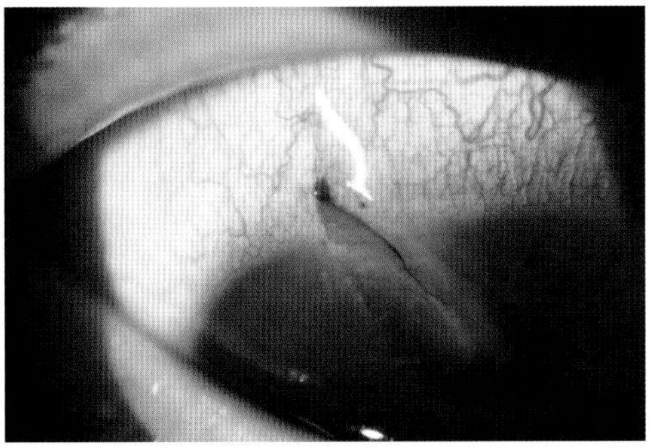

図 9．症例 3 ①
上方強角膜に穿孔創を認め，虹彩，硝子体脱出を認めた．

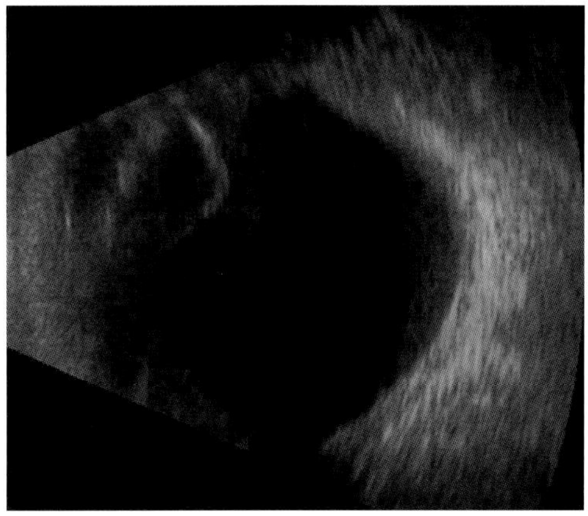

図 10．症例 3 ②
上方に線状陰影あり，睫毛による反射の可能性あり．

文　献

1) Bhagat N, Nagori S, Zarbin M：Post-traumatic Infectious Endophthalmitis. Surv Ophthalmol, **56**(3)：214-251, 2011.
Summary　外傷性眼内炎について 343 報の論文をまとめた米国の一大レビュー．
2) Mursalin MH, Livingston ET, Callegan MC：The cereus matter of Bacillus endophthalmitis. Exp Eye Res, **193**：107959, 2020.
3) Jindal A, Pathengay A, Mithal K, et al：Endophthalmitis after open globe injuries：changes in microbiological spectrum and isolate susceptibility patterns over 14 years. J Ophthalmic Inflamm Infect, **4**(1)：5, 2014.
4) Mei F, Lin J, Liu M, et al：Posttraumatic *Bacillus cereus* Endophthalmitis：Clinical Characteristics and Antibiotic Susceptibilities. J Ophthalmol, **17**：6634179, 2021.
Summary　*Bacillus* 眼内炎 19 例について簡潔にまとめた中国の論文．予後の悪さが印象的．
5) 添田めぐみ，渡辺芽里，小幡博人：*Bacillus cereus* 菌による重篤な外傷性眼内炎の 1 例．臨眼，**71**(9)：1377-1382，2017.
6) Dehghani AR, Rezaei L, Salam H, et al：Post traumatic endophthalmitis：incidence and risk factors. Glob J Health Sci, **6**(6)：68-72, 2014.
7) Nicoară SD, Irimescu I, Călinici T, et al：Intraocular foreign bodies extracted by pars plana vitrectomy：clinical characteristics, management, outcomes and prognostic factors. BMC Ophthalmol, **15**：151, 2015.
Summary　眼内異物 21 例について簡潔にまとめたルーマニアの論文．網膜剝離と大きな異物が予後不良因子で，患者はいずれもゴーグル着用なし．
8) 野口三太朗，渡邉　亮，布施昇男ほか：眼球鉄錆症による続発緑内障の 1 例．あたらしい眼科，**29**(3)：419-423，2012.
9) 杉　紀人，伊野田繁，白井洋文ほか：眼内鉄片異物に感染性眼内炎を合併した 1 例．あたらしい眼科，**15**(12)：1767-1770，1998.
10) Colyer MH, Weber ED, Weichel ED, et al：Delayed intraocular foreign body removal without endophthalmitis during Operations Iraqi Freedom and Enduring Freedom. Ophthalmology, **114**(8)：1439-1447, 2007.
11) Yang CS, Lu CK, Lee FL, et al：Treatment and outcome of traumatic endophthalmitis in open globe injury with retained intraocular foreign body. Ophthalmologica, **224**(2)：79-85, 2010.
12) Wiskur BJ, Robinson ML, Farrand AJ, et al：Toward improving therapeutic regimens for Bacillus endophthalmitis. Invest Ophthalmol Vis Sci, **49**(4)：1480-1487, 2008.
13) Callegan MC, Guess S, Wheatley NR, et al：Efficacy of vitrectomy in improving the outcome of Bacillus cereus endophthalmitis. Retina, **31**(8)：1518-1524, 2011.
14) Narang S, Gupta V, Gupta A, et al：Role of prophylactic intravitreal antibiotics in open globe injuries. Indian J Ophthalmol, **51**(1)：39-44, 2003.
15) Thevi T, Abas AL：Role of intravitreal/intracameral antibiotics to prevent traumatic endophthalmitis- Meta-analysis. Indian J Ophthalmol, **65**(10)：920-925, 2017.
16) 池田恒彦：硝子体手術のワンポイントアドバイス 眼内鉄片異物の摘出(中級編)．あたらしい眼科，**21**(4)：501，2004.

MB OCULI. No. 104：61－68, 2021

特集／硝子体混濁を見逃さない！

星状硝子体症

OCULISTA

新田啓介*

Key Words： 星状硝子体症(asteroid hyalosis：AH)，星状体(asteroid body：AB)，閃輝性硝子体融解(synchysis scintillans)，硝子体混濁(opacitas corporis vitrei：OCV)，光干渉断層計(optical coherence tomography：OCT)

Abstract：星状硝子体症(asteroid hyalosis)はキラキラと反射する星状体(asteroid body)が硝子体中に無数にみられる疾患である．患者は飛蚊症や視力低下といった自覚的症状がないことがほとんどで，診察時等に偶然発見されることが多い．基本的に星状硝子体症自体は診断に迷うことは少ないが，星状硝子体症による硝子体混濁が強くなると眼底診察の障害となり，眼底疾患の合併を見落とす危険性がある．星状硝子体症に対して硝子体手術を行う場合には増殖糖尿病網膜症・黄斑円孔・黄斑前膜・網膜剝離等の眼底疾患が隠れていることがあるため，術前にきちんとした診察診断を行い，患者に説明を行うことが重要である．光干渉断層計(optical coherence tomography：OCT)は術前診察の補助となる．また硝子体術中にも星状体の後方がみづらい場合があるため注意して手術操作を行うことが重要である．

星状硝子体症(asteroid hyalosis)

星状体(asteroid body)が硝子体中に無数にみられる疾患である．星状体はキラキラと反射してみえ，この様子が夜空にみえる無数の星のようにみえることからasteroid(星状)の名が付いた．星状体1つ1つは大きくても100 μm程度である．黄白色で，表面は滑らかな球形をしている．

もともとは1894年にBensonにより報告され，当初はBenson病や星状硝子体炎(asteroid hyalitis)と呼ばれていたが，後に非炎症性であることから星状硝子体症(asteroid hyalosis)と呼称が変更された．

星状体は非クリスタリン性で，構成成分として主成分の脂質に加え，カルシウム，リン酸，酸素から成り，この構成要素は腎結石や胆石と類似している．また元素分析の結果，星状体はカルシウム・リン・酸素が均一に分布し，ハイドロキシアパタイト(リン酸カルシウムの一種で，歯と骨の主成分)と類似していることが報告されている．走査電子顕微鏡では，星状体は軽石のような構造をしており，その周囲を硝子体のマトリックスが凝集し覆い，雪玉状の構造を取ることが報告されている．星状硝子体症の詳しい成因は不明ではあるが，加齢やなんらかの疾患による硝子体の細胞外マトリックスの変化により生成されると推測されている．

星状硝子体症の疫学

星状硝子体症の有病率は0.75％(95％ CI：0.39～1.21)とされるが，年齢によって異なり，0～39歳で0.27％(95％ CI：0.12～0.49)，加齢によって徐々に増加し，80歳以上で3.07％(95％ CI：1.90～4.50)とされる[1]．

* Keisuke NITTA，〒371-8511　前橋市昭和町3-39-22　群馬大学医学部眼科学講座，病院助教

性差(男性に多い(odds ratio：1.80, 95% CI：1.32～2.45))や人種差(北欧の白色人種に多い)も報告されている.

過去に糖尿病，脂質異常症，高血圧，高カルシウム血症の有無が星状硝子体症の有無と関連付けられたこともあるが，現時点ではこれらの全身疾患が星状硝子体症のrisk factorであることを示すエビデンスレベルの高い報告はない.

鑑別疾患

基本的に星状硝子体症の診断に迷う場合は少ないが，鑑別疾患として閃輝性硝子体融解(synchysis scintillans)が挙げられる．閃輝性硝子体融解は，硝子体の変性によりコレステロール結晶が硝子体へ沈着する疾患で，黄金色のコレステロール粒子は星状体よりも粗く大きい．コレステロール粒子は硝子体線維へ固着せず眼球運動とは無関係に動き，重力に従って下方に沈殿する．進行した末期の糖尿病網膜症，慢性ぶどう膜炎，慢性・再発性の硝子体出血，外傷に合併するとされるが，かなり稀な疾患である．患者年齢は星状硝子体症より若年とされる．有病率に性差や人種差はない.

他の鑑別疾患としては，硝子体炎，アミロイドーシス，リンパ腫や転移性腫瘍等も挙げられる.

星状硝子体症と飛蚊症

患者は飛蚊症や視力低下といった自覚的症状がないことがほとんどで，診察時等に偶然発見されることが多い．自覚症状が出づらい理由として，星状体の表面は滑らかで光を散乱させづらい可能性や，星状体は硝子体の前方にあることが多いため黄斑に入る光に影響を与えづらい可能性が示唆されている．星状硝子体症による視力低下を患者が自覚する場合には，黄斑の前に星状体が集中している場合や後部硝子体剝離により水晶体のすぐ後方に星状体が集中している場合が多い[2].

一方，飛蚊症の原因としてよくみられる後部硝子体剝離や近視性硝子体症(myopic vitreopathy)では，硝子体皮質や硝子体中のコラーゲン骨格の変化がみられる．患者が飛蚊症を自覚しやすい理由として，これらの構造の表面が粗造なため光を散乱させやすい可能性や，硝子体の後方，特に黄斑の前で変化が起こるため黄斑に入る光に影響を与えやすく自覚されやすい可能性が考えられている.

星状硝子体症と眼底診察

眼底診察時には，星状体は硝子体の動きに伴って動き，硝子体線維に固着しているようにみえる(図1-a)．星状硝子体症による硝子体混濁が強くなると診察の障害となり，時に眼底診察が困難となる場合もある(図1-b～d)．星状硝子体症の後方に視力低下をきたすような網膜疾患(増殖糖尿病網膜症，黄斑円孔，黄斑前膜，網膜剝離など)が隠れていることもあるため，正確な眼底検査が欠かせない(図1-e，f)．フルオレセイン蛍光眼底造影検査や超音波検査は星状硝子体症が存在しても支障をきたさず行える．超音波検査では，スノードームのように揺れ動く星状体を観察することができる(図2)．OCTも星状硝子体症眼の眼底検査として有用であり，SD-OCTに比べてSS-OCTのほうがより眼底の観察が行いやすいとされる[3].

星状硝子体症と白内障手術

白内障手術自体には影響を及ぼさないが，星状硝子体症眼では星状体による硝子体混濁により機器の感度が低下し，誤って眼軸が短く計測される場合があり，眼内レンズを決める際に注意が必要である．また，シリコーンレンズではCa沈着が起こりやすいことが報告されており，星状硝子体症眼には選択するべきではないと考えられる.

星状硝子体症と硝子体手術

視機能低下(視力低下・コントラスト感度低下)をきたした飛蚊症に対する硝子体手術症例195眼の検討で，飛蚊症の原因は後部硝子体剝離が49.2%，近視性硝子体症が15.4%，後部硝子体剝離と近視性硝子体症の合併が28.7%と大部分を

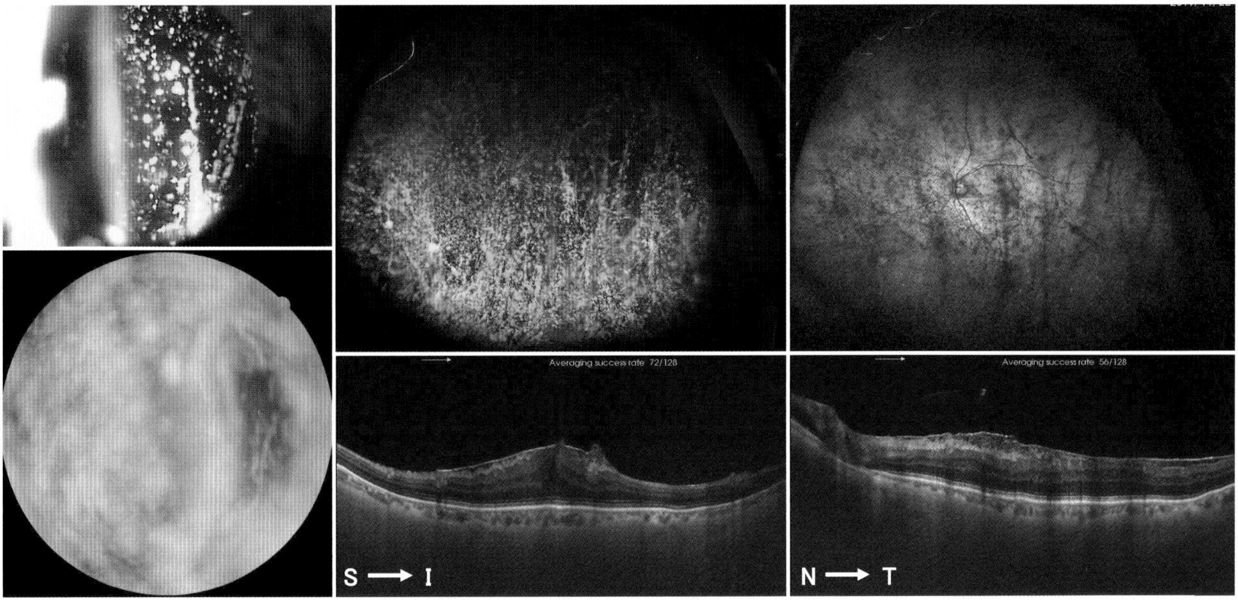

a | b | c
d | e | f

図 1. 星状硝子体症眼の細隙灯顕微鏡所見，眼底写真，SS-OCT 画像
84 歳，男性．左眼の矯正視力 0.4 で変視症で受診．
細隙灯顕微鏡(a)では眼内レンズの後方に無数の星状体が観察できる．
OPTOS 画像(b，c)や眼底写真(d)では非常に強い星状硝子体症により，視神経乳頭がわずかに観察できるのみで眼底の詳細は不明である．
SS-OCT(e，f)では黄斑前膜が確認できる．
S＝上方，I＝下方，N＝鼻側，T＝耳側

占め，星状硝子体症はわずか 6.7％であり，星状硝子体症自体は自覚症状に乏しく硝子体手術となった例は少なかった．しかしこれらの硝子体手術前後で患者の視力・コントラスト感度は有意に改善しており，視機能低下のある場合には硝子体手術は有効であると考えられる[4]．一方で，星状硝子体症に他の眼底疾患(増殖糖尿病網膜症，黄斑円孔，黄斑前膜，網膜剝離，緑内障，加齢黄斑変性等)が合併していると術後の視機能改善が望めないこともあるため，術前診察や患者への術前説明の際には注意が必要である．術中も星状硝子体症で眼底がみづらく，また後部硝子体剝離が起きていない場合は癒着が強く後部硝子体剝離を起こしづらい例が多いため，医原性の網膜裂孔等に注意が必要である．

症例提示

68 歳，男性．近医より，右眼の眼底出血があるが星状硝子体症が強く詳細不明とのことで紹介．30 年来の糖尿病があり，受診時の HbA1c は 7.8％

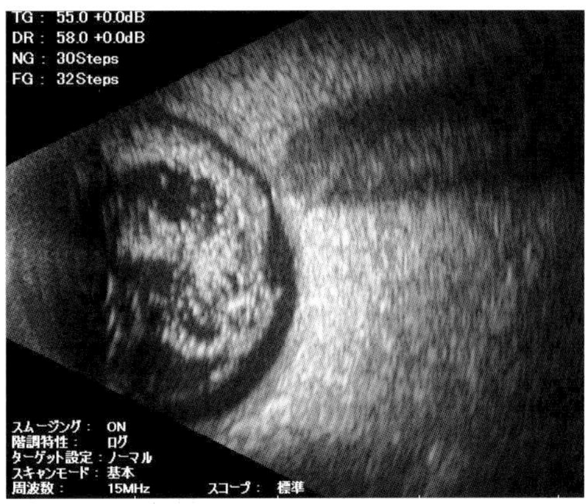

図 2. 星状硝子体症の超音波検査
超音波検査では，星状体は硝子体中で高輝度を示す．眼球運動に伴い，非常によく動く．

であった．初診時矯正視力は右眼 0.3，左眼 1.2 で眼圧は正常範囲であった．

初診時にまず研修医が診察し，OPTOS 画像でみられる右眼耳上側眼底の大きな出血(図 3-a，b)を含め数か所に眼底出血を認め，単純糖尿病網膜症と診断した．続いて指導医が診察すると，両眼の多数の網膜新生血管と右眼の増殖膜による牽引性網膜剝離がみられ，両眼の増殖糖尿病網膜症と

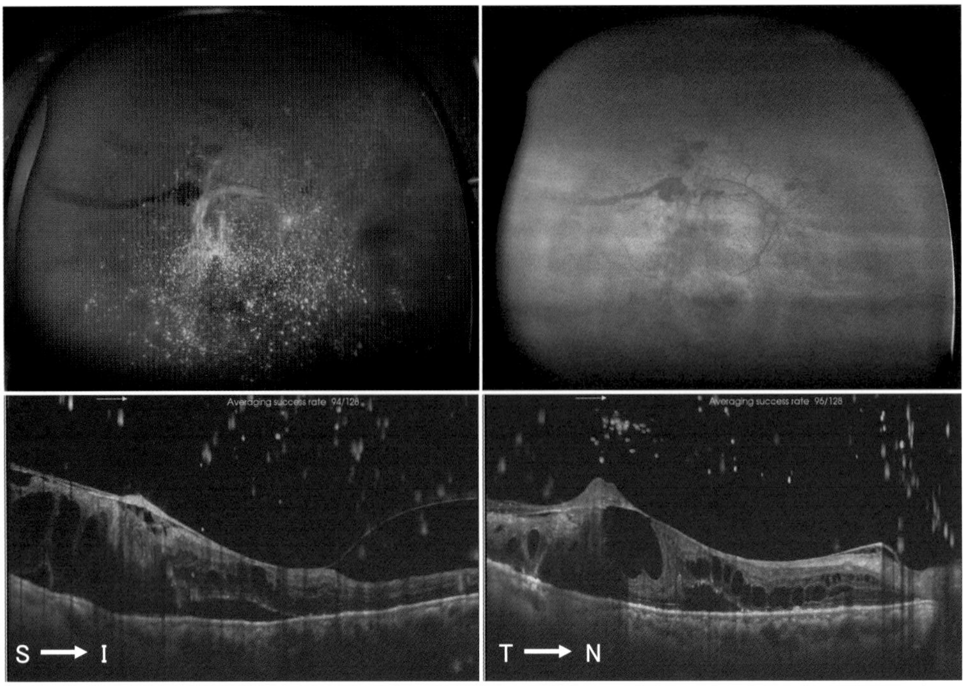

a | b
c | d

図 3. 初診時の右眼の OPTOS 画像と SS-OCT 画像
OPTOSカラー眼底画像(a)では後極を中心に黄白色の星状体が多数みられる．上耳側を始めアーケード血管に沿った部位に眼底出血が確認できる．自発蛍光(FAF)画像(b)では上耳側の網膜出血の鼻側に新生血管を疑わせる異常血管がみられる．
SS-OCT(c, d)では，黄斑部に増殖膜があり，牽引性網膜剝離となっていることが確認できる．星状体は硝子体中に白色の点状構造として確認できる．
S＝上方，I＝下方，T＝耳側，N＝鼻側

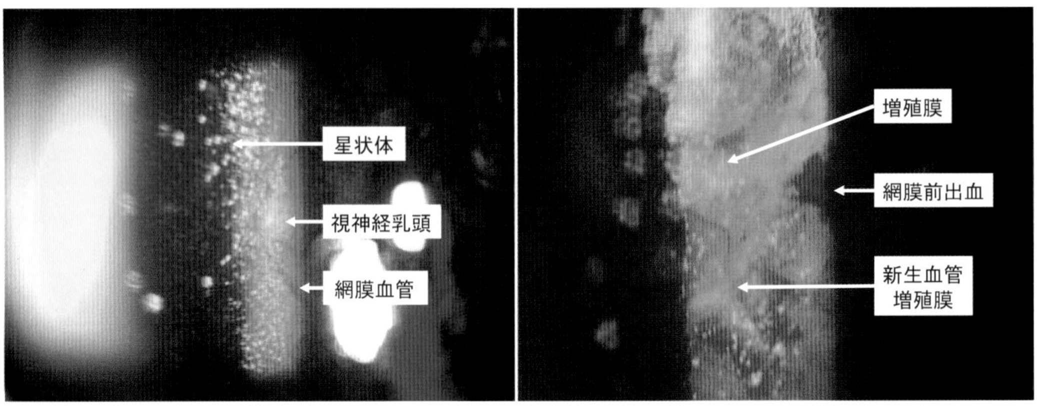

a | b

図 4. 初診時の右眼の眼底診察結果
前置レンズによる眼底診察では，硝子体中に多量の星状体がみられ，眼底診察の障害となる．しかしよく診察すると視神経乳頭や網膜血管が観察でき(a)，増殖膜や新生血管も観察できる(b)．

診断した(図 4)．特に右眼は SS-OCT でも確認できるように牽引性網膜剝離を伴い視力低下をきたした重症例であった(図 3-c, d)．星状硝子体症が強い場合，眼底診察に苦慮する場合もあり，眼底を診る力が重要となる．また OPTOS 画像や SS-OCT 画像では星状硝子体症はあるものの比較的明瞭に眼底を描出できており診断の補助となった．右眼は硝子体手術と白内障手術の方針とした．左眼は中間周辺部網膜にいくつか新生血管を認めたが，こちらは OPTOS 画像でははっきりと

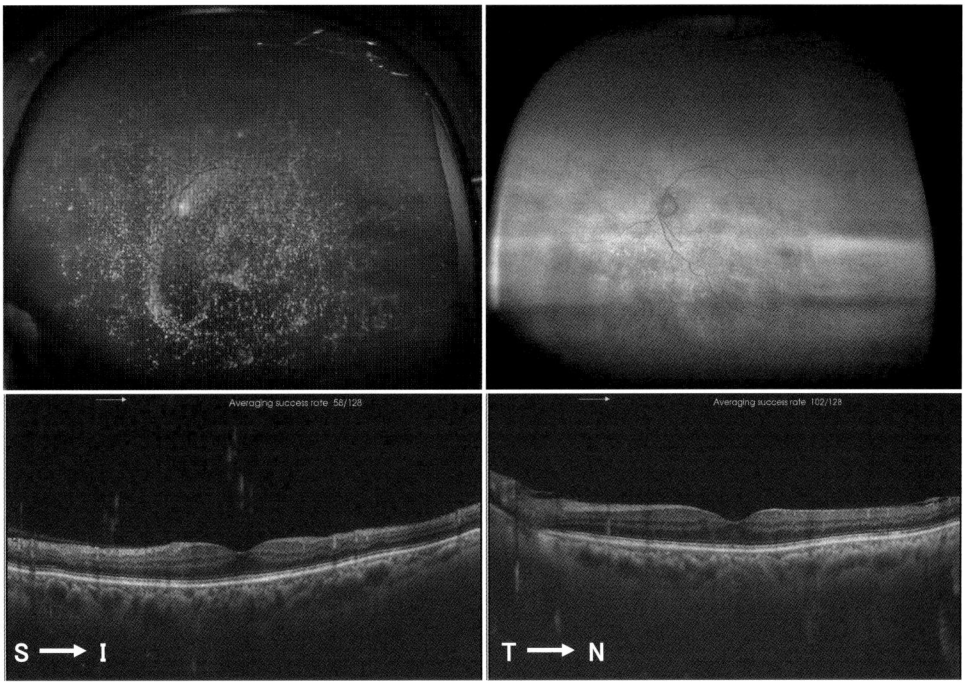

a | b
c | d

図 5. 初診時の左眼の OPTOS 画像と SS-OCT 画像
OPTOS 画像(a，b)では右眼同様に星状体を認める．診察時には中間周辺部網膜に新生血管を認めたが，OPTOS では観察困難である．
SS-OCT(c，d)では黄斑部に浮腫や増殖膜，牽引性網膜剝離は認めなかった．
S＝上方，I＝下方，T＝耳側，N＝鼻側

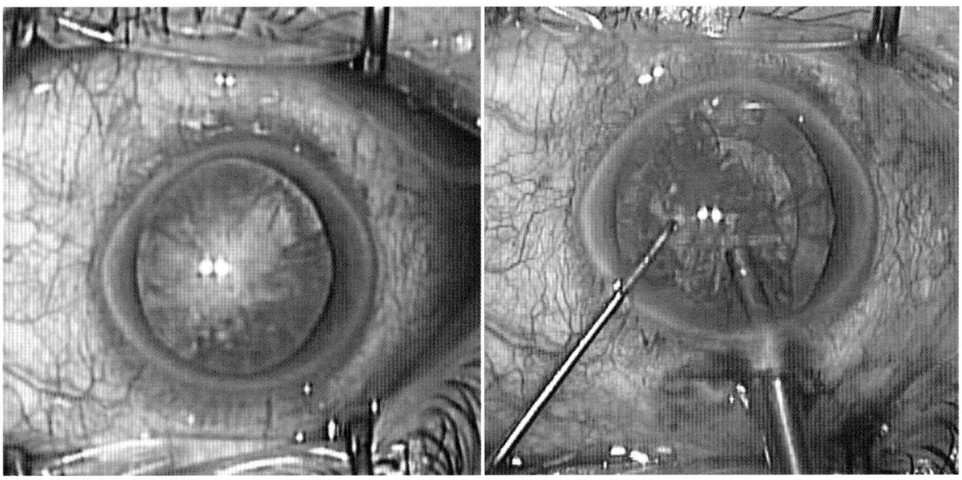

a | b

図 6. 右眼の白内障手術
白内障手術開始時(a)には硝子体中に星状体はみられるものの，特に通常の白内障と変わりなく手術を行うことが可能であった(b)．

捉えることはできず(図 5-a，b)，前置レンズを用いた詳細な眼底診察のみで捉えられた所見であった．黄斑部は牽引性網膜剝離や糖尿病黄斑浮腫は認めず(図 5-c，d)，比較的落ち着いた状態であり，視力も良好であったため，まず汎網膜光凝固を行う方針とした．

右眼の手術では，白内障手術に関しては水晶体の後方に星状体がみられるものの特に通常の白内障手術と変わりなく手術を行うことができた(図6)．硝子体手術は星状硝子体症が少なく眼底が透見し

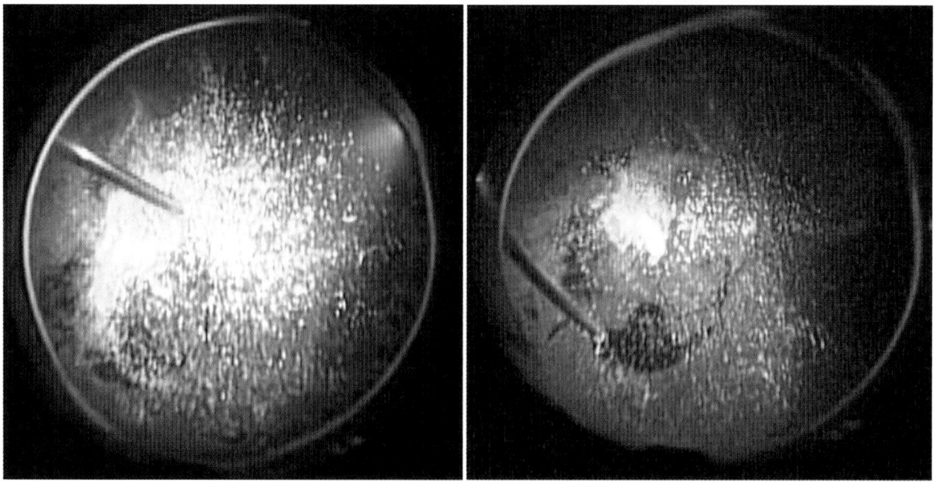

図 7．右眼の手術中所見① a|b
硝子体手術開始時(a)には星状硝子体症で眼底がみづらい．
下方の星状硝子体症が比較的少ない部位から硝子体切除を開始した(b)．

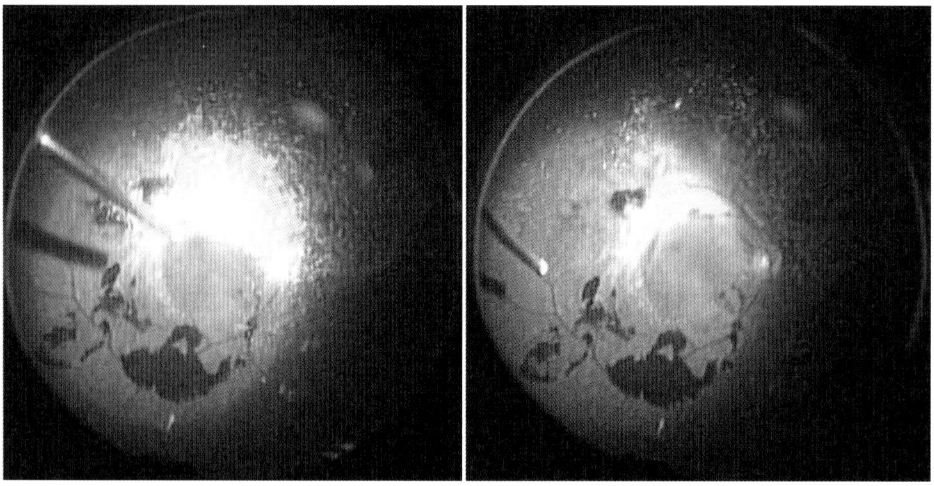

図 8．右眼の手術中所見② a|b
上耳側にみられた牽引性の増殖膜周囲の星状体を切除する際(a)には，後方にある増殖膜を巻き込まないように慎重に行った．
星状体を処理するとアーケード血管に沿った白色の増殖膜があらわれた(b)．

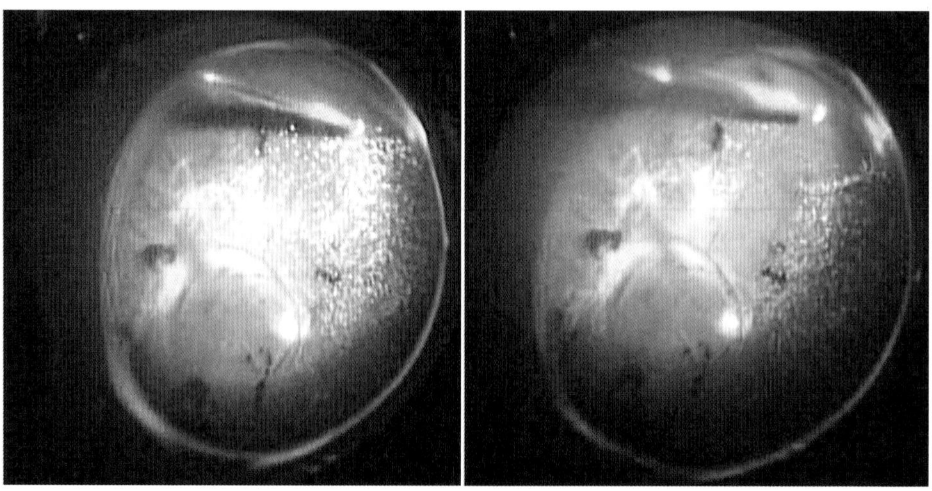

図 9．右眼の手術中所見③ a|b
星状体の背後に複数の新生血管と出血がみられる(a)．新生血管や出血のない部位の星状体を処理(b)すると網膜がみえてくる．

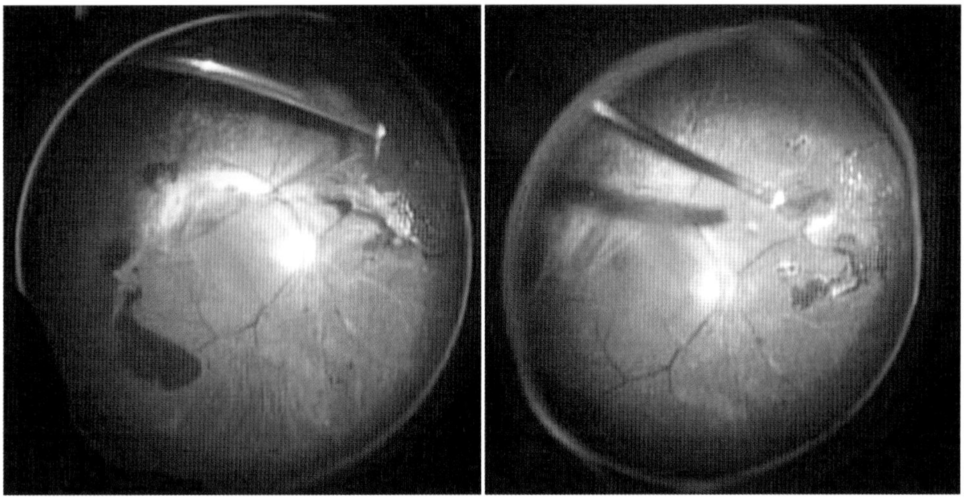

a｜b

図 10. 右眼の手術中所見④
慎重に星状体を処理していく(a)と，背後に旺盛な新生血管がみられた(b).

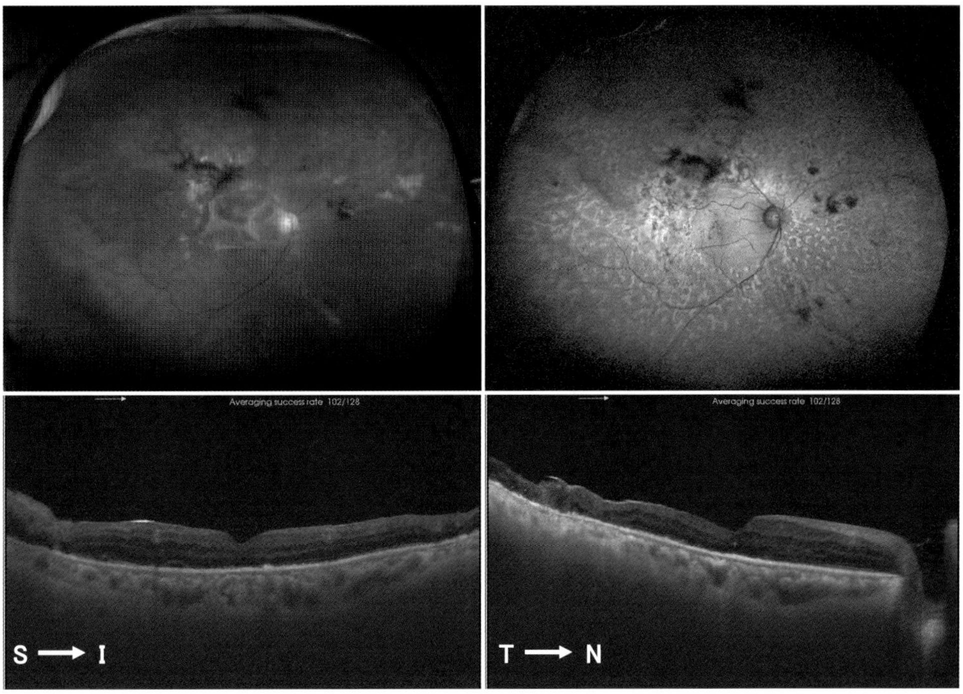

a｜b
c｜d

図 11. 右眼の術後 2 週の OPTOS 画像と SS-OCT 画像
OPTOS 画像(a)では星状硝子体症がなくなり眼底がしっかりと確認できる．上耳側を含め新生血管や増殖膜があった部位は多少の出血がみられる．FAF 画像(b)では汎網膜光凝固が密に行われていることが確認できる．
SS-OCT(c, d)では術前にみられた牽引性網膜剝離が消失し，黄斑部の復位が得られている．
S＝上方，I＝下方，T＝耳側，N＝鼻側

やすい下方の硝子体から切除を開始した(図 7)．星状体が多く背後に増殖膜や新生血管の存在が疑われた部位は慎重に硝子体切除を行った(図 8, 9)．徐々に星状硝子体症が取り除かれると，新生血管，増殖膜，網膜前出血が明らかになった(図 10)．以降は通常の増殖糖尿病網膜症と同様の手順で手術を進めた．本症例は増殖性変化が強く，最終的にシリコーンオイルを注入して網膜の安定化をは

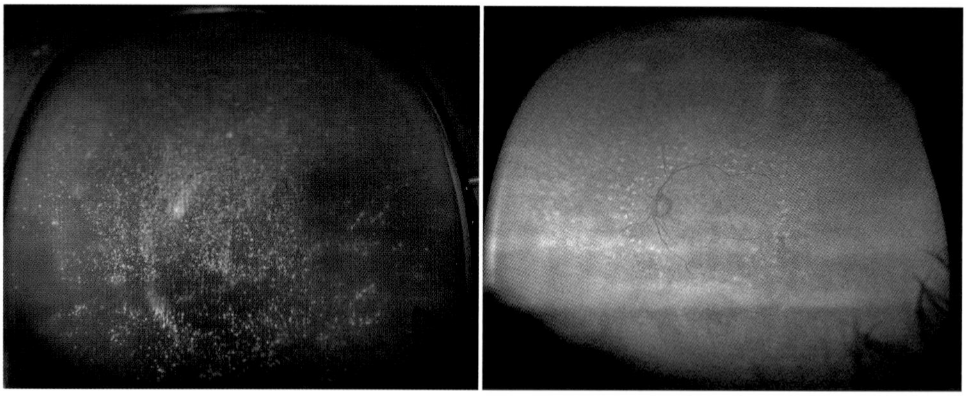

図 12. 汎網膜光凝固後の左眼の OPTOS 画像　a|b
左眼は硝子体手術はせずに汎網膜光凝固を行った．OPTOS カラー画像(a)ではみづらいが，FAF 画像(b)では凝固斑がしっかりついていることが確認できる．

かった．術後2週の時点で，黄斑部の牽引性網膜剝離は解除され網膜の復位が得られている(図 11)．

左眼に関しては，星状硝子体症で眼底はみづらいものの凝固斑はしっかりとつき，汎網膜光凝固を完了した(図 12)．

文　献

1) Møller-Lorentzen TB, Eckmann-Hansen C, Faber C, et al：Global prevalence of asteroid hyalosis and projection of its future burden：a systematic review and meta-analysis. Acta Ophthalmol, **98**(8)：755-762, 2020.

2) Khoshnevis M, Rosen S, Sebag J：Asteroid hyalosis-a comprehensive review. Surv Ophthalmol, **64**(4)：452-462, 2019.
Summary 星状硝子体症についてわかりやすくまとめてある総説．

3) Alasil T, Adhi M, Liu JJ, et al：Spectral-domain and swept-source OCT imaging of asteroid hyalosis：a case report. Ophthalmic Surg Lasers Imaging Retina, **45**(5)：459-461, 2014.

4) Sebag J, Yee KMP, Nguyen JH, et al：Long-Term Safety and Efficacy of Limited Vitrectomy for Vision Degrading Vitreopathy Resulting from Vitreous Floaters. Ophthalmol Retina, **2**(9)：881-887, 2018.

MB OCULI. No. 104：69－74, 2021

特集／硝子体混濁を見逃さない！

アミロイドーシス

渡邉隆弘[*1]　瀧原祐史[*2]

Key Words： 家族性アミロイドポリニューロパチー(familial amyloid polyneuropathy)，遺伝性ATTRアミロイドーシス(hereditary ATTR amyloidosis)，遺伝性疾患(hereditary disease)，硝子体混濁(vitreous opacity)，続発緑内障(secondary glaucoma)

Abstract：遺伝性ATTRアミロイドーシスは，アミロイド線維が種々の臓器(末梢神経，自律神経系，眼，心臓等)に沈着し臓器障害を起こす全身性アミロイドーシスである．眼内では硝子体混濁のみならず，ドライアイ，結膜の血管異常，瞳孔縁や水晶体面上へのアミロイド沈着，瞳孔縁が脱円様になる所見，眼アミロイドアンギオパチーによる網膜虚血所見，続発緑内障等を引き起こし失明に至る症例も少なくない．今までは集積地特有の疾患とされてきたが，孤発例も認めており，一般診療で遭遇する可能性も十分あると考えられる．本稿ではこれまでの報告をもとに，病態や診断，治療方針について述べることとする．

背　景

アミロイドーシスが原因として起こる硝子体混濁は，眼内より産生されるアミロイドが硝子体に沈着していくことで起こってくる．進行性のものがほとんどであり，何もしないと眼内の観察が困難となるほど進行する場合がある．通常，タンパク質がその役割通りに正しく機能するためには，その成分だけでなく立体的に正しく折り畳まれた構造にならないと機能しない．アミロイドは正しく折り畳まれなかったタンパク質や，一部のみが分解されたタンパク質が最終的にアミロイド線維となり，正常代謝で分解されずに体内のあらゆる組織・臓器に沈着していくことで多臓器不全を引き起こす．アミロイドが沈着することで臓器障害を生じるアミロイドーシスは日本において30種類以上の病型が知られている．具体的には遺伝性ATTRアミロイドーシス，野生型ATTRアミロイドーシス，免疫グロブリン性アミロイドーシス等が挙げられる．

遺伝性ATTRアミロイドーシスは，以前，家族性アミロイドポリニューロパチー(familial amyloidotic polyneuropathy：FAP)と呼ばれていた疾患であり，近年，国際アミロイドーシス学会はトランスサイレチン(TTR)遺伝子変異により生じるアミロイドーシスに対して，遺伝性ATTRアミロイドーシスという名称を用いることを推奨している．遺伝性ATTRアミロイドーシスは眼内にアミロイド沈着を引き起こす疾患として有名であり，神経，心臓障害等を合併する．TTRは血漿タンパク質であり，血液中や脳脊髄液中に存在し，ビタミンA等を輸送する役割が知られている．生理的にTTRは4量体で機能するが，遺伝性ATTRアミロイドーシスではTTR遺伝子に変異が生じており単量体に解離しやすく，ミスフォールディングが生じることで凝集し，不溶性

[*1] Takahiro WATANABE，〒860-8556　熊本市中央区本荘1-1-1　熊本大学大学院生命科学研究部眼科学講座，医員
[*2] Yuji TAKIHARA，同，助教

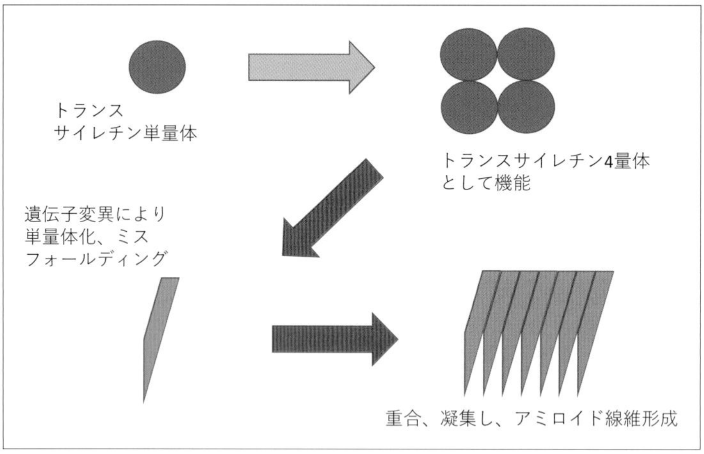

図 1. 遺伝性 ATTR アミロイドーシスの病態
トランスサイレチン(TTR)は生理的には4量体で機能する．一方，遺伝性 ATTR アミロイドーシスでは TTR 遺伝子の変異により単量体に解離しやすい．ミスフォールディングにより凝集し，不溶性のアミロイド線維が生じる．

のアミロイド線維が形成される(図1)．アミロイドは病理的にCongo red染色により赤橙色に染まり，偏光顕微鏡による観察でapple greenの複屈折を生じる．TTRの90%以上が肝臓により産生されるため，肝臓移植がスウェーデンで始まって以降，世界中で同様の治療が行われ，遺伝性ATTRアミロイドーシス患者の生命予後が飛躍的に延伸した．一方，肝移植により，全身症状の進行を抑制できても，眼では独立して網膜色素上皮細胞によりTTRが産生される．これが，肝移植後でも硝子体混濁や緑内障といった眼所見が進行し，視機能低下を抑制できない理由と考えられている．現在，眼アミロイドーシスの抑制が遺伝性ATTRアミロイドーシス患者のQOLのための克服すべき点といえる．遺伝性ATTRアミロイドーシスは常染色体優性遺伝であるため，両親に同じような病歴があるかという問診は診断において役立つが，孤発例も少なくない．発症年齢は集積地に由来があるかという点とTTR遺伝子変異のタイプにより異なることが知られている．日本の代表的集積地は熊本，長野である．TTR遺伝子変異のタイプは，最も頻度が高いTTRの30番目のバリンがメチオニンに変異したタイプ(Val30Met型)とnon-Val30Met型に分けられる．集積地Val30Met型の発症年齢は20～30歳代であることが多い．発症後，無治療だと10年あまりで多臓器不全等により死に至ることが懸念される．興味深いことに同じVal30Met型でも非集積地Val30Met型は高齢男性に多く，自律神経障害は早期には目立たないことが特徴であり，正しく診断されるまで時間を要することがある．

これまで，上述の患者の集積地特有の疾患と考えられ，一般には診察する機会がほとんどない疾患ととらえられてきたが，近年集積地以外でVal30Met型，non-Val30Met型を含めた遺伝性ATTRアミロイドーシスの症例が報告されており[1]，全国的に分布している疾患であることがわかってきた．恐らくこれまで集積地特有の疾患と捉えられてきたことから正しく診断されていなかった症例が全国的に存在すると思われる．そのため，集積地以外でも，一般眼科臨床で遺伝性ATTRアミロイドーシス患者に遭遇する可能性は十分にあるため，遺伝性ATTRアミロイドーシスの代表的な所見である硝子体混濁をみた場合の鑑別を含め，遺伝性ATTRアミロイドーシスの臨床所見について知っておく必要がある．ここからは遺伝性ATTRアミロイドーシスの臨床所見を考えたうえで，遺伝性ATTRアミロイドーシスの鑑別と診断，治療の順で述べていきたい．

遺伝性 ATTR アミロイドーシスの臨床所見

遺伝性ATTRアミロイドーシスは，アミロイ

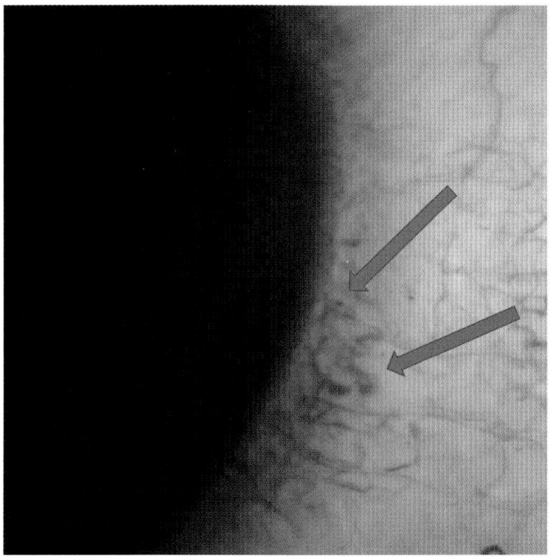

図 2. 結膜血管異常(結膜血管の蛇行，球結膜の毛細血管瘤様所見)

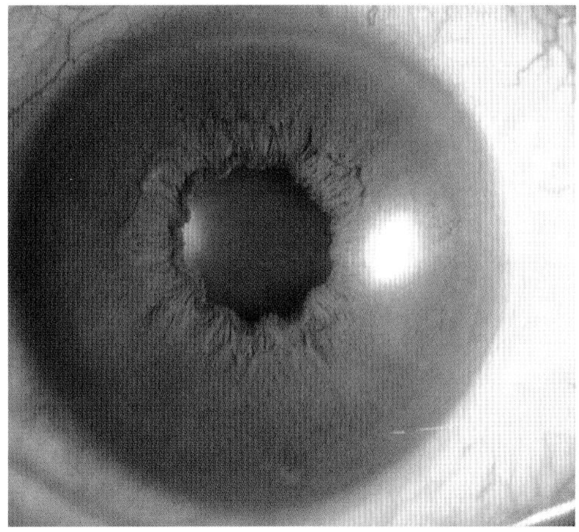

図 3.
遺伝性 ATTR アミロイドーシスにおける瞳孔縁のアミロイド沈着と瞳孔縁が脱円様になる，フリンジ状と呼ばれる所見

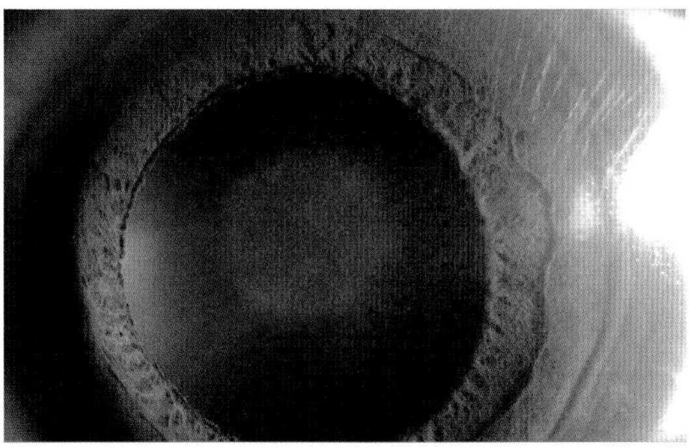

図 4. 遺伝性 ATTR アミロイドーシスにおける水晶体面上へのアミロイド沈着

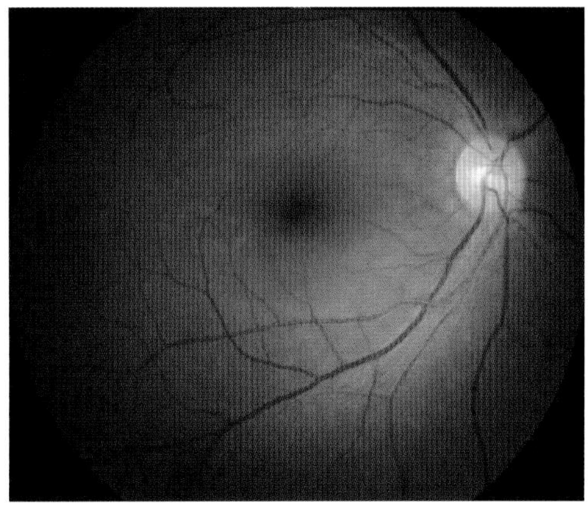

図 5. 遺伝性 ATTR アミロイドーシス患者における硝子体混濁発症前

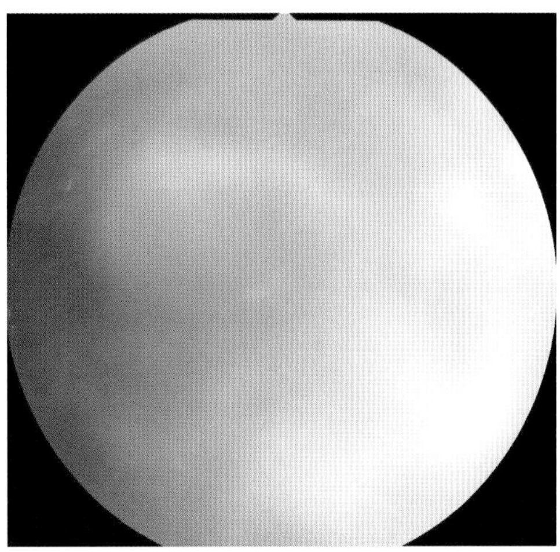

図 6. 遺伝性 ATTR アミロイドーシス患者における硝子体混濁発症後期

ド線維が種々の臓器(末梢神経，自律神経系，眼，心臓等)に沈着し臓器障害を起こす全身性アミロイドーシスである．下肢遠位の異常感覚が初発症状となることが多い．その他，消化管自律神経症状(下痢，便秘，嘔吐等)，起立性低血圧による失神，排尿障害，男性では陰萎等，多彩な症状が生じうる．

一方，遺伝性 ATTR アミロイドーシスの眼所見として，ドライアイ，結膜の血管異常(図 2)，瞳孔縁や水晶体面上へのアミロイド沈着(図3, 4)，瞳孔縁が脱円様になる所見(図 3，フリンジ状と呼ばれる)，硝子体混濁(図 5，6，ガラス綿様であることが多い)，眼アミロイドアンギオパチーによる網膜虚血所見，続発緑内障等が知られている．

したがって，硝子体混濁の症例に，特に落屑症候群に似た瞳孔縁や水晶体面上へのアミロイド沈着，瞳孔縁の脱円様の所見が合併していた場合，診断への大きな手がかりとなる．ドライアイの原因は自律神経障害または涙腺へのアミロイド沈着と考えられている．結膜血管異常を確認するには，結膜血管の蛇行，球結膜の毛細血管瘤様所見に注目する．この所見は肝臓で産生された異型TTRによって起こるものと考えられており，眼内で産生される異型TTRの影響は受けず，肝移植をすればその後は進行しにくいと思われる．瞳孔縁や水晶体面上へのアミロイド沈着は眼内で産生された異型TTRが沈着することで生じると考えられており，瞳孔異常がコントラスト感度低下を引き起こすと考えられている．硝子体混濁や続発緑内障は，眼内で産生された異型TTRが関与しており，遺伝性ATTRアミロイドーシスの初期にはあまり見受けられないが，肝移植後の症例でも徐々に進行していく．硝子体混濁が出現する部位はアーケード血管内側から出現し進行するものもあれば，周辺部から進行するもの，中心部のみ進行し周辺部にはほとんど硝子体混濁を認めないもの等もあり，多彩な出現を認める．進行スピードは数年で眼底が透見不能になる症例もあれば，数年ではほとんど変わらない症例もある．ポルトガルからの報告において，遺伝性ATTRアミロイドーシス患者(Val30Met型)513人に対して2008～13年までの後ろ向き研究を行い，眼病変の統計学的評価を行っている．内訳はBUT減少(379人，79.5%，751眼)，シルマーテスト陽性(320人，67%，635眼)，虹彩縁へのアミロイド沈着(183人，38.4%，350眼)，水晶体上へのアミロイド沈着(157人，32.9%，308眼)，瞳孔異常(133人，27.9%，238眼)，緑内障(97人，20%，165眼)，硝子体アミロイドーシス(83人，17.4%，139眼)，結膜異常血管(68人，14%，136眼)，アミロイド性網膜血管障害(21人，4%，32眼)という結果であり，硝子体混濁は約17%と比較的高確率にみられた[2]．

遺伝性ATTRアミロイドーシスの鑑別と診断

硝子体混濁の患者をみた場合，ぶどう膜炎，悪性リンパ腫，遺伝性ATTRアミロイドーシス等を鑑別として考える必要がある．ぶどう膜炎による硝子体混濁の場合には，活動性がある場合には前房内炎症所見やfluorescein angiography(FA)での血管炎の所見を認めることが多いためわかりやすい．しかし以前起こった炎症で硝子体混濁のみ残った場合にはその時点のみだと鑑別することは難しく，過去に炎症所見がなかったかどうか，進行性かどうか等の要素も考える必要が出てくる．アミロイド沈着による硝子体混濁の場合，点眼やステロイド内服では改善しない．遺伝性ATTRアミロイドーシスの他の眼所見である結膜血管異常や瞳孔異常，瞳孔縁や水晶体上へのアミロイド沈着所見を認めたり，全身的な神経症状や家族歴がある場合にはアミロイドによる硝子体混濁の可能性が高くなる．遺伝性ATTRアミロイドーシスの好発年齢として，集積地に由来する場合，若年発症と予想されるが，非集積地の場合，高齢者でも遺伝性ATTRアミロイドーシスでありえることに注意が必要である．明らかな全身症状を合併していれば診断をしやすいが，硝子体混濁が全身症状に先行した報告もあるため，遺伝性ATTRアミロイドーシスを疑う場合，内科との積極的な連携が必須である．

遺伝性ATTRアミロイドーシスの診断確定には，組織へのアミロイド沈着とTTR遺伝子の変異を確認する必要がある．硝子体混濁に対して硝子体切除術，病理組織診断を行うと，遺伝性ATTRアミロイドーシス患者のサンプルはCongo red染色で赤橙色に染まり，偏光にてapple greenの複屈折を示すアミロイドを確認できる．日本人の遺伝性ATTRアミロイドーシスで最も多く認められるTTR遺伝子変異型は前述のようにVal30Met型である．以前は前述した熊本，長野に由来した患者に限定されると思われていたが，近年では集積地以外で家族歴が認められない

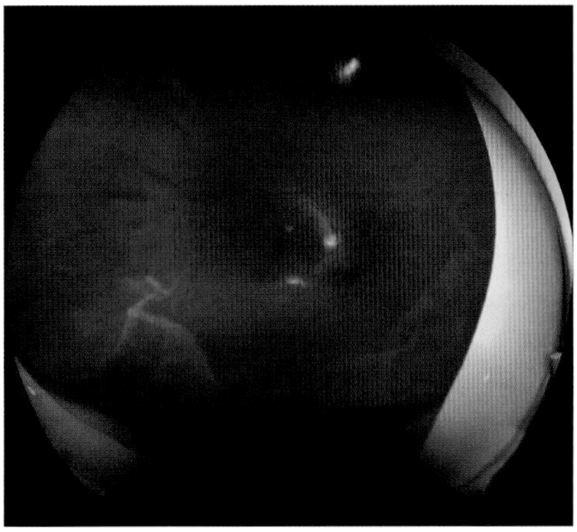

図 7. 遺伝性 ATTR アミロイドーシス患者（肝移植後）に対する汎網膜光凝固
硝子体混濁の進行を認めたため本人と相談のうえ，希望があり施行

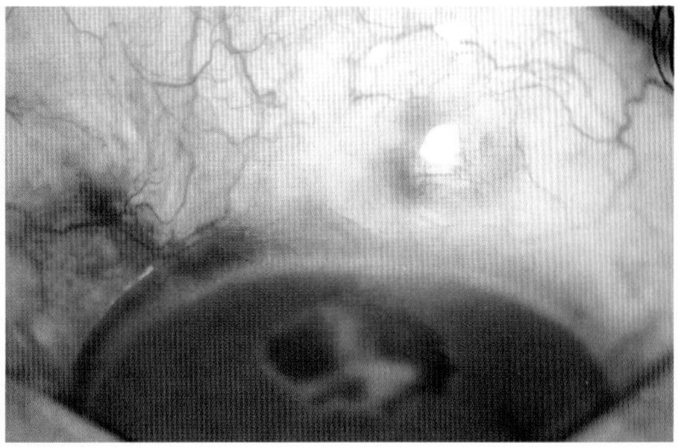

図 8. アミロイド緑内障に対するトラベクレクトミー術後に形成された濾過胞（bleb encapsulation）
濾過胞の丈は高いが，眼圧が上昇しやすい．

症例も報告されている[1]．また，TTR の変異が Val30Met 型以外であり，神経以外の臓器に特異的な症状を主徴候とする遺伝性 ATTR アミロイドーシスも報告されている．特に眼における表現型が強いタイプとして，TTR の 114 番目のアミノ酸がチロシンからシステインへ変異している Tyr114Cys 変異型遺伝性 ATTR アミロイドーシスが知られている[3]．また Tyr114Cys では Val30Met と同様の眼病変を発症するが，特に硝子体混濁の発症年齢が低く，発症率が高いという報告がある[4]．

遺伝性 ATTR アミロイドーシスの治療

眼内の TTR 産生量を減らす目的で遺伝性 ATTR アミロイドーシス患者に対する汎網膜光凝固が前向き研究で検討され有効性が示唆された[5]（図 7）．当院で倫理委員会承認後に行っている遺伝性 ATTR アミロイドーシス患者への汎網膜光凝固の適応は肝移植後の症例である．肝移植後の症例に限定している理由は，体内で産生される異型 TTR のほとんどが肝臓で作られているため，汎網膜光凝固による網膜色素上皮のバリア破綻により，肝臓で産生された異型 TTR が眼内に流入する可能性が否定しきれないためである．すでに出現，進行している硝子体混濁には硝子体切除術以外の治療法がない．硝子体切除術を行うことによって今まで網膜色素上皮細胞から産生され硝子体にトラップされていた異型 TTR が，容易に房水産生・流出経路に入り房水流出路に沈着し，アミロイド緑内障の進行を促進する可能性が懸念される．実際当院で経験している症例でも硝子体手術後，数か月かけてアミロイド緑内障が進行し，点眼では眼圧コントロール不良で線維柱帯切開術やバルベルトチューブシャント術を施行する必要が出てきた症例も散見する．硝子体手術を施行する時期に関しては，患者とよく話し合い，慎重に決める必要がある．

アミロイド緑内障の治療方針に関して，隅角所見は多くの場合，開放隅角であることから，開放隅角緑内障の治療方針に準ずる．眼圧が上昇してきた場合，点眼治療を開始するが，点眼治療では眼圧，視野をコントロールできないことも多い．我々が，13 例 21 眼のトラベクレクトミー（マイトマイシン C 併用）を施行した遺伝性 ATTR アミロイドーシス患者を対象として，術後成績を調査したところ，成功率は術後 1 年で 76%，3 年で 53% であった[6]．このうち，12 眼（57%）において濾過胞再建術や再度のトラベクレクトミーが必要であった．これまでの経験上，平坦な濾過胞ではなく丈を保った濾過胞となることにより，トラベクレクトミーが不成功に終わる症例が他の緑内障病型に対するトラベクレクトミー術後と比較して多い印象であった（図 8，bleb encapsulation）．これらの結果より，アミロイド緑内障症例に対するトラベクレクトミーの効果には限界があると思われる．一方，近年，バルベルト緑内障インプラント，アーメド緑内障バルブが本邦において承認された．アミロイド緑内障に対するチューブシャント手術の有効性が示唆されている[7]．トラベクレクトミーの効果が限定されるアミロイド緑内障患者に対して，チューブシャント手術の効果と安全性を評価するため，症例の蓄積が待たれる．

今後の展望

肝移植以外にも，遺伝性 ATTR アミロイドーシスの治療法として，TTR4 量体を安定化させる薬剤の内服が承認された．さらに核酸医薬の応用として，特異的な siRNA により TTR 産生を抑制するパティシラン等が承認されて現在使用されている．こうした研究の発展が，眼アミロイドーシスから患者の QOL を守ることにつながることを期待したい．

文　献

1）Yamashita T, Ueda M, Misumi Y, et al：Genetic and clinical characteristics of hereditary transthyretin amyloidosis in endemic and non-endemic areas：experience from a single-referral center in Japan. J Neurol, **265**：134–140, 2018.
Summary 遺伝性 ATTR アミロイドーシスの臨床的特徴と遺伝的頻度を分析した文献．
2）Beirão JM, Malheiro J, Lemos C, et al：Impact of liver transplantation on the natural history of oculopathy in Portuguese patients with transthyretin（V30M）amyloidosis. Amyloid, **22**：31–35, 2015.
3）Nakamura M, Yamashita T, Ueda M, et al：Neuroradiologic and clinicopathologic features of oculoleptomeningeal type amyloidosis. Neurology, **65**：1051–1056, 2005.
4）Koga T, Ando E, Hirata A, et al：Vitreous opacities and outcome of vitreous surgery in patients with familial amyloidotic polyneuropathy. Am J Ophthalmol, **135**：188–193, 2003.
5）Kawaji T, Ando Y, Hara R, et al：Novel therapy for transthyretin-related ocular amyloidosis：a pilot study of retinal laser photocoagulation. Ophthalmology, **117**：552–555, 2010.
Summary 遺伝性 ATTR アミロイドーシスの患者に PRP を施行し効果を認めた．
6）Kawaji T, Inoue T, Hara R, et al：Long-term outcomes and complications of trabeculectomy for secondary glaucoma in patients with familial amyloidotic polyneuropathy. PLoS One, **9**：e96324, 2014.
Summary MMC を用いた線維柱帯切除術は FAP 患者にとって予後不良であった．
7）Kakihara S, Hirano T, Imai A, et al：Baerveldt glaucoma drainage implant surgery for secondary glaucoma in patients with transthyretin-related familial amyloid polyneuropathy. Jpn J Ophthalmol, **64**：533–538, 2020.

2019-2021
日本医書出版協会・認定書店一覧

日本医書出版協会では下記書店を医学書の専門店・販売店として認定しております。本協会認定証のある書店では，医学・看護書に関する専門的知識をもった経験豊かな係員が皆様のご購入に際して，ご相談やお問い合わせに応えさせていただきます。

また正確で新しい情報を常にキャッチし，見やすい商品構成などにも心がけて皆様をお迎えいたします。医学書・看護書をご購入の際は，お気軽に，安心して認定店をご利用賜りますようご案内申し上げます。

■ 認定医学書専門店

＊医学書専門店の全店舗(本・支店，営業所，外商部)が認定店です。

北海道	**東京堂書店**	東　京	**文光堂書店**	静　岡	**ガリバー**	島　根	**島根井上書店**
	昭和書房		**医学堂書店**	愛　知	**大竹書店**	岡　山	**泰山堂書店**
宮　城	**アイエ書店**		**稲垣書店**	三　重	**ワニコ書店**	広　島	**井上書店**
山　形	**髙陽堂書店**		**文進堂書店**	京　都	**辻井書院**	山　口	**井上書店**
栃　木	**廣川書店**	神奈川	**鈴文堂**	大　阪	**関西医書**	徳　島	**久米書店**
	大学書房	長　野	**明倫堂書店**		**ワニコ書店**	福　岡	**九州神陵文庫**
群　馬	**廣川書店**	新　潟	**考古堂書店**	兵　庫	**神陵文庫**	熊　本	**金龍堂**
千　葉	**志学書店**		**西村書店**	奈　良	**奈良栗田書店**	宮　崎	**田中図書販売**

■ 認定医学書販売店

北海道　**丸善雄松堂**
・札幌営業部
紀伊國屋書店
・札幌本店

岩　手　**東山堂**
・外商部
・北日本医学書センター

宮　城　**丸善**
・仙台アエル店
丸善雄松堂
・仙台営業部

秋　田　**加賀谷書店**
・外商部

福　島　**岩瀬書店**
・外商センター
・富久山店

茨　城　**ACADEMIA**
・イーアスつくば店

埼　玉　**佃文教堂**

東　京　**三省堂書店**
・神保町本店
ジュンク堂書店
・池袋本店
紀伊國屋書店
・新宿本店新宿医書センター
丸善
・丸の内本店

東　京　**丸善雄松堂**
・営業第一統括部
オリオン書房
・ノルテ店

神奈川　**有隣堂**
・本店医学書センター
・書籍外商部書籍営業課
・医学書センター北里大学病院店
・横浜駅西口店医学書センター
丸善
・ラゾーナ川崎店

富　山　**中田図書販売**
・本店
・外商部
・富山大学杉谷キャンパス売店

石　川　**明文堂書店**
・金沢ビーンズ

福　井　**勝木書店**
・外商部
・福井大学医学部売店

静　岡　**谷島屋**
・浜松本店
・浜松医科大学売店
吉見書店
・外商部

愛　知　**三省堂書店**
・名古屋本店

愛　知　**丸善雄松堂**
・名古屋営業部

京　都　**大垣書店**
・イオンモールKYOTO店

大　阪　**紀伊國屋書店**
・梅田本店
・グランフロント大阪店
ジュンク堂書店
・大阪本店
MARUZEN&ジュンク堂書店
・梅田店

香　川　**宮脇書店**
・本店
・外商部
・香川大学医学部店

愛　媛　**新丸三書店**
・本店／外商部
・愛媛大学医学部店

高　知　**金高堂**
・本店
・外商センター
・高知大学医学部店

福　岡　**丸善雄松堂**
・福岡営業部
ジュンク堂書店
・福岡店

沖　縄　**ジュンク堂書店**
・那覇店

2020.10作成

JMPA japan medical publishers association
一般社団法人
日本医書出版協会
https://www.medbooks.or.jp/
〒113-0033
東京都文京区本郷5-1-13 KSビル7F
TEL (03)3818-0160　FAX (03)3818-0159

FAXによる注文・住所変更届け

改定：2015年1月

毎度ご購読いただきましてありがとうございます．

読者の皆様方に小社の本をより確実にお届けさせていただくために，FAXでのご注文・住所変更届けを受けつけております．この機会に是非ご利用ください．

◇ご利用方法

FAX専用注文書･住所変更届けは，そのまま切り離してFAX用紙としてご利用ください．また，注文の場合手続き終了後，ご購入商品と郵便振替用紙を同封してお送りいたします．**代金が5,000円をこえる場合，代金引換便とさせて頂きます**．その他，申し込み・変更届けの方法は電話，郵便はがきも同様です．

◇代金引換について

本の代金が5,000円をこえる場合，代金引換とさせて頂きます．配達員が商品をお届けした際に，現金またはクレジットカード･デビットカードにて代金を配達員にお支払い下さい(本の代金＋消費税＋送料)．(※年間定期購読と同時に5,000円をこえるご注文を頂いた場合は代金引換とはなりません．郵便振替用紙を同封して発送いたします．代金後払いという形になります．送料は定期購読を含むご注文の場合は頂きません)

◇年間定期購読のお申し込みについて

年間定期購読は，1年分を前金で頂いておりますため，代金引換とはなりません．郵便振替用紙を本と同封または別送いたします．送料無料，また何月号からでもお申込み頂けます．

毎年末，次年度定期購読のご案内をお送りいたしますので，定期購読更新のお手間が非常に少なく済みます．

◇住所変更届けについて

年間購読をお申し込みされております方は，その期間中お届け先が変更します際，必ずご連絡下さいますようよろしくお願い致します．

◇取消，変更について

取消，変更につきましては，お早めにFAX，お電話でお知らせ下さい．

返品は，原則として受けつけておりませんが，返品の場合の郵送料はお客様負担とさせていただきます．その際は必ず小社へご連絡ください．

◇ご送本について

ご送本につきましては，ご注文がありましてから約1週間前後とみていただきたいと思います．お急ぎの方は，ご注文の際にその旨をご記入ください．至急送らせていただきます．2〜3日でお手元に届くように手配いたします．

◇個人情報の利用目的

お客様から収集させていただいた個人情報，ご注文情報は本サービスを提供する目的(本の発送，ご注文内容の確認，問い合わせに対しての回答等)以外には利用することはございません．

その他，ご不明な点は小社までご連絡ください．

株式会社 全日本病院出版会
〒113-0033 東京都文京区本郷3-16-4-7F
電話03(5689)5989　FAX03(5689)8030　郵便振替口座00160-9-58753

FAX 専用注文書

年　月　日

○印	MB　OCULISTA 5 周年記念書籍	定価(税込)	冊数
	すぐに役立つ眼科日常診療のポイント—私はこうしている—	10,450 円	

(本書籍は定期購読には含まれておりません)

○印	MB　OCULISTA	定価(税込)	冊数
	(予約) 2022 年 1 月～12 月定期購読(No. 106～117：計 12 冊)(送料弊社負担)	41,800 円	
	2021 年__月～12 月定期購読(No. __～105：計__冊)(送料弊社負担)		
	2020 年バックナンバーセット(No. 82～93：計 12 冊)(送料弊社負担)	41,800 円	
	No. 103　眼科医のための学校保健ガイド—最近の動向—	3,300 円	
	No. 102　水晶体脱臼・偏位と虹彩欠損トラブル	3,300 円	
	No. 101　超高齢者への眼科診療—傾向と対策—	3,300 円	
	No. 100　オキュラーサーフェス診療の基本と実践	3,300 円	
	No. 99　斜視のロジック 系統的診察法	3,300 円	
	No. 98　こども眼科外来 はじめの一歩—乳幼児から小児まで—	3,300 円	
	No. 97　ICL のここが知りたい—基本から臨床まで—	3,300 円	
	No. 96　眼科診療ガイドラインの活用法 増大号	5,500 円	
	No. 95　確かめよう！乱視の基礎 見直そう！乱視の診療	3,300 円	
	No. 84　眼科鑑別診断の勘どころ 増大号	5,500 円	
	No. 72　Brush up 眼感染症—診断と治療の温故知新— 増大号	5,500 円	
	No. 60　進化する OCT 活用術—基礎から最新まで— 増大号	5,500 円	
	その他号数(号数と冊数をご記入ください) No.		

○印	書籍・雑誌名	定価(税込)	冊数
	美容外科手術—合併症と対策—	22,000 円	
	ここからスタート！眼形成手術の基本手技	8,250 円	
	超アトラス 眼瞼手術—眼科・形成外科の考えるポイント—	10,780 円	
	PEPARS No. 171 眼瞼の手術アトラス—手術の流れが見える— 増大号	5,720 円	
	PEPARS No. 147 美容医療の安全管理とトラブルシューティング 増大号	5,720 円	

お名前	フリガナ ㊞	診療科
ご送付先	〒　－ □自宅　□お勤め先	
電話番号		□自宅　□お勤め先

雑誌・書籍の申し込み合計 5,000 円以上のご注文は代金引換発送になります

—お問い合わせ先—
㈱全日本病院出版会営業部
電話 03(5689)5989

FAX 03(5689)8030

FAX 03-5689-8030
全日本病院出版会行

年　月　日

住所変更届け

お名前	フリガナ	
お客様番号		毎回お送りしています封筒のお名前の右上に印字されております8ケタの番号をご記入下さい。
新お届け先	〒　都道府県	
新電話番号	（　）	
変更日付	年　月　日より	月号より
旧お届け先	〒	

※ 年間購読を注文されております雑誌・書籍名に✓を付けて下さい。

- □ Monthly Book Orthopaedics（月刊誌）
- □ Monthly Book Derma.（月刊誌）
- □ 整形外科最小侵襲手術ジャーナル（季刊誌）
- □ Monthly Book Medical Rehabilitation（月刊誌）
- □ Monthly Book ENTONI（月刊誌）
- □ PEPARS（月刊誌）
- □ Monthly Book OCULISTA（月刊誌）

FAX 03-5689-8030
全日本病院出版会行

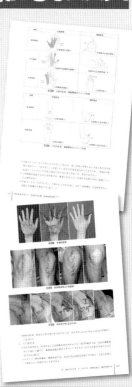

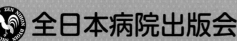

Monthly Book OCULISTA バックナンバー一覧

2021.10. 現在

通常号 3,300 円(本体 3,000 円＋税)　増大号 5,500 円(本体 5,000 円＋税)

各目次等の詳しい内容はホームページ(www.zenniti.com)をご覧ください.

次号予告(12月号)

強度近視・病的近視をどう診るか

編集企画／千葉大学准教授　馬場隆之

掲載広告一覧

No. 104　編集企画：
池田康博　宮崎大学教授

Monthly Book OCULISTA　No. 104

2021年11月15日発行（毎月15日発行）
定価は表紙に表示してあります．
Printed in Japan

発行者　末　定　広　光
発行所　株式会社　全日本病院出版会
〒113-0033 東京都文京区本郷3丁目16番4号7階
電話 (03)5689-5989　Fax (03)5689-8030
郵便振替口座 00160-9-58753
印刷・製本　三報社印刷株式会社　電話 (03)3637-0005
広告取扱店　㈱メディカルブレーン　電話 (03)3814-5980